JN117228

フィットネス・マインドセット

健康と幸せのための考え方

谷内直人 著

セルバ出版

はじめに

２０２４年４月、金沢市の自宅近くの公園に植えられた桜の花が、一気に咲き一気に散ってしまった日の翌朝、本書の執筆を始めました。窓を開けると遠くの用水の水の流れが聞こえ、そろそろ田植えの時期だなと思いつつ書き進めたところBGMで流れてきたのが、ジョニー・バーク作詞、ジミー・ヴァン・ヒューゼン作曲の「But Beautiful」

「And I'm thinking, if you were mine, I'd never let you go. And that would be but beautiful, I know.（もしあなたが私のものだったら、私はあなたを決して手放さない。そして、それは美しいことだろう、わかっている）」恋愛がテーマですが、このフレーズの「You」が誰しも望んでいて、それを当たり前だと気づかない「健康」に置き換えられたならと考えながら、毎回懲りずに、美しいメロディに心を奪われ手を止めて最後まで聴いてしまいます。

30年以上のあいだ、フィットネス業界で過ごしたことで、凡人の筆者でもある程度、業界の全体像や意義、今後の課題などがわかるようになってきました。ここ近年ずっと感じていることを文字として記しておくことで、これに触れた人の健康リテラシーが少しでも高まって何かしらの健康行動につながることを願い、執筆することにしました。

「フィットネス・マインドセット～健康と幸せのための考え方」というタイトルにしたのは、具体的に何をやればよいかという参考書のようなものではなく、フィットネスに関する考え方の原理原則が見えてくるほうが、自分で考えて行動できるようになり、結果的に効率よく効果的で自己満足度の高い状態を実現できるのではないかと考えたからです。

本書の中身に触れて、「こんな当たり前のこと……」と感じた人は、素晴らしいと思います。すでにフィットネスや健康に対するリテラシーが高いので、安心していいと思います。でも、行動できているかはまた別です。わかっているけれど行動していない。そんな人間の弱さも共有しつつ、考え方を習得することで、克服できるようになるのではないでしょうか。

「運動しなきゃねぇ……」筆者がフィットネス関係者（スポーツ系ともいわれますが笑）であることを知った多くの人が話しかけるこの言葉に、少々お腹いっぱい感があります。ほとんどの人は、運動、つまり体を動かすことの重要性をわかっていますが、できないし続かない。そして筆者へのコミュニケーション手段として、罪悪感とともに「運動しなきゃねぇ……」と発するのです。

実はフィットネス業界人ですら、健康づくりの運動を継続していると胸張って言える人は（業界外の人からすれば比較的多いかもしれないものの）全員ではないのです。とくに顧客と接触しないビジネス頭（あたま）のスタッフは気を付けたいところ。運動しなきゃ、運動できてないなという罪悪感を、自分で判断して日常生活にフィットネスを定着させることで自己満足感に転換できればうれしいのですが。

本書である程度専門的な表現をする場合、すでに一般化している科学的根拠と筆者の生の経験を参考にしています。科学的根拠はいわゆるエビデンスですが、エビデンスは幅が広く、濃淡があります。最も信憑性が低いものは、専門家の「意見」などと言われています。エビデンスを参考にすることは考え方を形成するうえで大切ですが、あくまで特定の条件下の結果であり、またマウスなどヒトではない実験結果を、同じ哺乳類だからというくくりで表現している場合があります。

研究者はこのことをしっかり発表するものの、ビジネス上では顧客にインパクトを与えて売上につなげる思惑が作用して、あえてぼやけさせて伝えられることがあります。

さらに、もしヒトが対象のエビデンスでも「人による」という最大の変数があるため、自分に合うかどうかの判断が大切になります。また現時点でのエビデンスや常識は、未来永劫ではないですし変わっていくことが自然です。そのためにも、真偽や分相応を見極める考え方を身につけておけば、安心です。

「〇〇だけで痩せられる」などのようなビジネス寄りの情報に飛びつかないで済むように。パーソナルトレーニングで理想の体に近づいたけれど、しばらくしてもとに戻らないように。フィットネスクラブに何度も入会して、その度に退会しないように。フィットネスを続けているけれど、一年中からだのどこかを痛めてしまわないように。

本書中はできるだけかんたんな表現を心がけたので、エッセイ的にさらっと読み進めてみてください。読後、みなさんが少しでも自分で判断できる「もと」を手に入れることができたならば、嬉しいです。

本書は2023年の5月から毎日1つ、筆者が代表を務める一般社団法人鼻呼吸協会のウェブサイトやSNSで投稿してきた、健康と運動に関する四方山話をまとめるつもりでしたが、結局、書下ろすことにしました。とはいえ話題がいったりきたりして、ちらかった感は否めません。懲りずにお付き合いいただければ嬉しく思います。

タレントの高田純次氏の言葉にこのようなものがあったとおぼろげながら記憶しています。「年とったらしちゃいけないものは、説教、昔話、自慢話」もともとファンであっただけでなく、まさに筆者自身もあまり遭遇したくないことであるがゆえに、大変感心したのを記憶しています。

これをいつも心がけて努力はするものの、なかなかうまくいきません。うまくいかないものですから、しゃべらなければよいとなり、どんどん会話することが苦手になり、人見知りに加えてコミュニケーションがうまく取れないようになってしまいました。

悩んだ末、説教、昔話、自慢話はしなくとも、もし自分のこれまでの経験が誰かの人生の参考になる可能性があるのであれば、それを一度だけ発信することも悪くないのではないかとの考えに至りました。本であれば、興味がある人だけの目に触れますから。

健康に関する情報はあふれかえっていますし、どんどん常識が上書きされていきます。ヒトは複雑な生き物であるがゆえに、みんなの健康に当てはまることは、自ずと限られてきます。あの人には適しているけれど、私には合わない。こんなことが当たり前にあります。自分に合ったものを特定するために、いろいろな分野の専門家に聞いてまわるのは難しいでしょうし、そうなるとやはり、自分で考え抜くしかないように思います。

執筆するうえでは、科学的根拠のみをもとにしてもよいのですが、研究者にはかないませんし、有名タレントが「私はこれをしています！」という発信力にもかないません。これらの理由から、本書を執筆するのを何度もやめかけました。それでも、30年間フィットネスやウエルネスの分野でお世話になりいろいろな勉強と経験を積んだことが、何かしらの参考になるのではないかと思うのです。

ということで本書は、あくまで極私的な観点から書いた健康づくりの内容でいこう、と決めました。数多の論文や書籍、ワークショップから得たものを筆者なりに消化し、自分で試し、これならよいと思ったものと、顧客と接してきた経験をアウトプットしていきます。

体に関わることについて皆があまり気にしないことを気にするため、ちょっとした変人に見られているようです。体のことは、どんなことでも、なぜそうしているのかが気になり突き詰めて考えますが、それを体系化して、自らエビデンスを提示するのは研究者の先生方にお任せして、たった一例かもしれませんが、自分の経験をもとにした仮説を含めて、納得して人にすすめられることだけを伝えてみようということなのです。

人は見えている「今」に最も反応します。これは変えられないでしょう。その時々の感情で意思決定を行いますが、過去の記憶を整理・解釈して、未来のことを考えられる賢さも持ち合わせています。この未来についても、1時間後や翌日などの近未来から、半年後や1年後などの少し遠い未来も考えることができます。人生はうまくいけば90年ほどですから、1年後と言えば結構な未来で、想像がつきにくいものです。でもお金に関しては、10年や20年スパンで考えて、実践している人も多いでしょう。住宅ローンや投資信託などが当てはまるでしょうか。

これが自身の健康となると、未来を見すえてもなかなかうまくいかないものです。原因は2つあると思います。

1つは、どうしたら健康になれるか、またそれを維持できるかの正解が、はっきりしていないことです。多くの情報があり、〝おそらくこれなら効果はある〟という方法はありますし、後ほどまとめて提案しますが、最終的には人によるのです。

だから本書を通して申し上げたいのは、しつこいようですが、自分で試行錯誤して考えてくださいということです。考えたり試行錯誤するのが面倒だから、手っ取り早く具体的な方法を教えてほしいというのが人情でしょうが、自分に合っていなければ続きません。

継続は力なりと言いますが、健康づくりにもこれは当てはまる、大きな要素の1つです。〇〇ダイエット、○○だけで痩せる……という方法は、人によっては全く当てはまりません。中身を見ると、スタンダードな運動内容や食事制限であることも多く、方法名やタイトルには売るためのマーケティング要素が大いに含まれています。

最低限、間違っていないかどうかのチェック方法は、それを続けても健康を害さないか、長く続けられるかです。これらが問題ないのであれば、あとは自分に合うかどうかの判断をするだけでよいでしょう。

2つ目の原因は、思考にあります。とにかく私たちは、快楽を求めます。負担が少ないという快楽と、自分が楽しいと思うそれです。そのため、未来よりも今の感情を最優先しようとします。筋トレーニングをやろうと決めていた日なのに、仕事で疲れたからやっぱりやめた（動かないほうが楽ですからね）。ケーキの差し入れがあると、罪悪感を覚えながらも食べてしまう（美味しいですからね）という具合です。健康づくりには近い未来の快楽を意識できて、今の時点でそれを優先するべきと理解して行動することが大切です。

そして、行動したことによる近い未来の結果を積み重ねていくことで、今感じる快楽そのものが変わってくるようになります。好きでない野菜をしっかり食べて、寝る時間を確保した翌日（近い未来）の調子がよいという経験を重ねると、野菜をだんだん好きになり、デジタルスクリーンに接する時間を削って積極的に寝る時間を確保することが楽しくなる、というように。

また例えば、目の前のケーキを食べた翌日に、腸内環境が変わることを認識できるとします。それを不快と思えて、腸内環境がよいほうが嬉しいとなれば、ケーキを食べないか、半分にするか、食べた日の夜にそれを挽回できるような食事内容や量にする、という行動を選ぶようになります。

これを繰り返すと、半年後の体が変わることでしょう。ここまで来れば、あとは放っておいても習慣にできているはずなので大丈夫です。変化を価値と思えることで、次につながります。それでは詳しく書いていきます。

谷内　直人

２０２４年６月

フィットネス・マインドセット〜健康と幸せのための考え方〜　目次

第3章　エクササイズ・イズ・メディシン

第4章　運動するならこんな考え方で

第5章　寝ること

第6章　食べることと排出すること

第7章　フィットネスの戦術

第8章　呼吸する

第9章　おわりに

第1章　フィットネスクラブの裏側

1　フィットネスとは

フィットネスという言葉が、ここ10年くらいでずいぶん一般化したように感じます。フィットネスクラブに通っていると言えば、誰しも何となく理解してくれるのではないでしょうか。もともとはスポーツクラブという表現が多かったのですが、フィットネスやウエルネスという表現の広がりにより変化してきています。

とてもよいことだと思いますが、そも、フィットネスってどういう意味でしょうか。いろいろな解釈があるでしょうが、ひと言でいうと「体力」と表現できます。体力……なんとなくいつも鍛え上げた体で躍動感があり、パワフルなありようを想像してしまうのは筆者だけでしょうか……。

体力は大きく「行動体力」と「防衛体力」に分けられます。行動体力は筋力や持久力、瞬発力など、日本人なら身に覚えがあるであろう、義務教育時代の体力テストで測定する項目の力を指す、と思えばわかりやすいでしょう。まさに見た目に元気、活発な状態の指標となります。

防衛体力は体温や食欲の維持、風邪を治そうとするなど、恒常性を保つための力を指します。さしずめ行動体力と防衛体力は、攻めと守りの役割を担っているとイメージできます。フィットネスがよい状態、フィットしている状態は、この2つの体力要素がともによい状態であると考えましょう。

フィットネスの従来のイメージは、行動体力の部分が強調されていたかもしれませんが、近年は新型コロナウイルス感染症もあってか、より免疫の重要性が強調され、関連した食品やサービスも多く見かけるようになりました。行動体力はまさに動物として行動して生きていくために重要ですが、防衛体力がなければ、これもままなりません。あるいは行動体力を上手に強化・維持していれば、防衛体力にも好影響となりますので、まさに相互に影響し合うということでしょう。

それぞれがよいコンデションになっていることを「ウェルビーイング」とも表現します。いい状態にある、という解釈がシンプルでわかりやすいです。世界保健機関（ＷＨＯ）の憲章には「健康とは、身体的、精神的、社会的に完全に健康な状態であり、単に病気や虚弱がないことではない」と記されていますが、この完全に健康な状態を原文ではwell-being（ウェルビーイング）としています。

フィットしていてウェルビーイングな状態は、自然に維持されるのでしょうか。もちろん簡単ではないでしょうが、自分で考えて判断することができれば、多くをコントロールできるのではと考えています。もちろんそのためには知識や経験が必要です。

２　フィットネスクラブとは

フィットネスクラブを語るうえで、まずはその大まかな歴史を把握したいところです。歴史は韻を踏むと言いますが、フィットネス業界の「今」にも「過去」が影響しているはずですので、未来を読む上では知っておくことが無駄にはならないでしょう。

日本は1960年代に、最初の東京オリンピックの影響を受けたのか、多くのスイミングクラブが運営を開始したことが発端と言われています。スイミングクラブは、子供の水泳の泳法習得や技術向上を主な目的としていますので、あわよくばウチの子供をオリンピック選手に、という感じだったのでしょう。

もちろん経営を維持していく中で、スポーツ色だけでなく、水泳を通した健全な心身の育成や、泳げることでの安全教育をうたいながら発展していきます。子供だけでなく大人も顧客にするために、スイミングクラブにプール以外で大人が運動できる設備が追加されていきます。

時は経ち1983年、東京青山にオープンしたエグザス青山に代表される大人主体のクラブが登場し始めました。当時は激しくてBPMが速いユーロビートなどに乗ってレオタードをまとった大人たちが激しいエアロビクスをしているのが印象的でした。

ちょうどバブルの全盛期とも重なり、生活が豊かになり、生活費以外での消費に充てられる可処分所得が増えて、その消費先としてのエンターテイメントの1つであったと思います。当時、クラブの平均年齢は20歳代というのも、元気で体が動く人が通うファッションの一部としてとらえられていたのがうかがえます。

通うという表現もまた、このころからかもしれません。月会費というサブスクリプションが大半であることも、現在も続くフィットネスクラブの特徴です。このころはスポーツクラブという表現が一般的でした。

１９９０年代後半から、大人は大人でも、中高年までを視野に入れ、健康づくりの観点でもクラブ会員を募る流れができます。

スポーツクラブは、スポーツ好きや若い人のためだけのものではなく、健康づくりにも利用できる場所なんですよという意味を込めて、フィットネスクラブと表現するところが増えてきました。ウエルネスをいち早く銘打つところもあり、いろいろな人に開かれたものであるイメージを強めて言ったのが見て取れます。

マシンが揃うトレーニングジム、泳いだり歩いたりできるプール、エアロビクスなどができるスタジオ、湯船のある浴室などがそろう総合型のフィットネスクラブは、大きいところで１０００坪以上（延べ床で体育館くらいの大きさだと思えばよいでしょう）あります。

総合型フィットネスクラブは、いわゆる装置産業であり、営業を始める前の環境整備（建設などのために、場所の確保と多額の資金が必要になります。それゆえに、都会であれば不動産系や鉄道系、商社系が親会社となったり、地方であれば地主が経営したりというケースが必然的に多くなります。それゆえに大きな規模のクラブだと、多店舗展開や業界参入が簡単ではありませんでした。

これに対し、２００５年に埼玉県の戸田市にカーブスが、また２０１０年に東京都調布市にエニタイムフィットネスがそれぞれ1号店をオープンさせています。カーブスは30坪程度、エニタイムフィットネスは１００~２００坪程度で、テナントイン施設として爆発的に出店を加速させました。

現時点でカーブスは２０００店舗、エニタイムフィットネスは１０００店舗を超えています。フランチャイズ形式であることもこの加速の一因でしょう。

そのほかにも現在では、女性専用ホットヨガやパーソナル専用の小規模クラブが数多く普及しています。もともと大型フィットネスクラブにあったサービスを一部切り取ってアレンジしたものもあれば、総合型フィットネスクラブにもそれらの進化したサービスが逆輸入のように再導入されたりと、サービス競争が激化しています。ようやく市場が熟してきたと言えるのではないでしょうか。

これまで大きな箱の中に様々なサービスを用意して価値提供していたものが、限定したサービスそのものを特化させた提供価値として分離・成長してきています。

もともと「クラブ」という存在は、例えばゴルフクラブやテニスクラブにみられるような、そこに属する会員がクラブを守り、規律をつくり、維持していくというイメージがあります。ゴルフやテニスという活動を通して社交の場を醸成するものでもあります。日本のフィットネスクラブは、どちらかと言えば完全にサービス業であり、この概念には当てはまりにくいでしょう。ゆったりとした時間を価値として利用するというよりも、しっかりサービスを享受しようとする几帳面な日本人の特性かもしれません。

ホットヨガやパーソナルトレーニング等が独立して普及したことにより、インストラクターやトレーナーなどの質がサービスの一部としてより評価されるようになっています。また反対に、24時間営業や無人のジムが存在するようになっていますので、これを消費する側としては選択肢が増えてうれしい限りです。

業界関係の国家資格を扱う「フィットネスクラブ・マネジメント技能検定」の公式参考テキストには、フィットネスの歴史や変遷がより詳しく記されていて、都度更新されています。本書以上の詳細はこちらにゆだねたいと思います。https://fia.or.jp/text/

3　フィットネスクラブを使う人たち

民間営業のフィットネスクラブを使う人は、日本の場合、数パーセントと言われています。1割に満たないのです。すべての年齢層の1割弱ですから、すごく少ないわけではないと思いきや、米国や欧州などの先進国と比べると低いのです。もちろん健康づくりのために体を動かしている人のすべてが民間フィットネスクラブを使うわけではなく、公共の運動施設や公園、自宅周辺での運動を含めると、日ごろ定期的に体を動かしている人の割合は1割を超えます。

では、食事をとっていない人や寝ていない人はどのくらいの割合でしょうか。どちらもやらなくては死に至るので、全くしていない人はゼロでしょう。しかし私たちは運動することになると、少なくとも現代ではやらなくても生きていけるので、定期的に体を動かす人の割合がぐんと低いのです。うんと昔なら、自ら動いて食べ物を調達しないと生きていけないので、体を動かさないことと死の距離が近いことがわかりやすかっただろうと思います。

フィットネスクラブに通う人のほとんどは元気な人です。この「元気」とは、多少の不具合があっても、クラブに通って歩いたり体操したりできるというくらいです。ある医療関係者がしみじみと「フィットネスクラブは元気な人ばかりで前向きな空気がよい。病院は病気療養中か、死を待つ人ばかりなので、どうしてもそうはいかない」と言っていたのを思い出します。

フィットネスクラブは、元気な人がより元気になるために、また元気を維持するために通う場なのだと感じます。筆者が本当に通ってほしいのは、運動が続かない人、最初から運動を取り入れないと決めている人なのですが、門戸は開いているものの、クラブは取り込めていないのが現状です。

若年層はファッション感覚で、かつ行動体力が高まる楽しさを感じ、中高齢層は防衛体力を高め、健康維持増進を目的とする大きな流れがあります。なかなか参加率が増えないのは、人々の健康を維持増進し、よりフィットしてウェルビーイングな状態になってもらいたいという理想がありつつも、サービス業、エンターテインメント業から広がりきれていないのだと思います。

運営するスタッフも運動が得意な人が多いので、同じく運動好きの顧客と接しているほうが嬉しいのだろうと感じることが多くあります。また人々の健康に関する国の管轄は厚生労働省ですが、フィットネス業界は経済産業省の管轄です。ビジネスを維持する前提だと、真摯に健康づくりを普及するのはなかなか難しいのでしょうか。

ここ最近、一気に展開して１０００店を超えた「チョコザップ」は24時間営業でスタッフが常駐していませんが、低価格で着替えも必要ないですし、運動以外のサービスをどんどん投入していきます。これまでフィットネスと接点のなかった層を開拓していると言えます。参加率を底上げするのに大きく貢献するのではないでしょうか。

体を動かすという行為は同じでも、サービス内容や提供の仕方、価格などで様々な切り口があるほうが、フィットする確率が上がり、結果的に体を動かす人が増えていくことが期待できます。喜ばしいことです。

4　フィットネスクラブでやること

いろいろなスタイルのクラブがありますが、営業している面積が広いクラブの場合、トレーニングジム、スタジオ、プール、風呂があることが多いです。ほかにもゴルフレンジやテニスコートなどを保有しているところもあります。こういった、いわゆる総合型と言われるクラブで長く利用を続けている人はとにかく自分流に自由に利用しています。

サポートが手厚いクラブに入会すると、トレーナーが会員の目的・目標をもとに、何をすればよいか具体的なメニューを考えて提案してくれます。さらに器具などの使いかたも教えてくれますので心地よいです。その後しばらくしてトレーナーのサポートがなくなると、そのメニューを1人でこなすことになります。

パーソナルトレーニングで付きっきりのサービスを選択しないかぎり、これは避けられません。最初にアドバイスされたメニューは、トレーナーによって自分の目的に沿った内容で作られていますので、まじめな人ほどその内容（回数や時間、頻度など）を守ろうとしてがんばりますが、トレーナーが構ってくれる機会が少なくなることで、自分が正しくできているのかどうかよくわからなくなります。

たいてい、トレーナーによってつくられたメニューは、やるとつらいものがほとんどです。なぜなら、最初に目的を話してしまうがゆえに、それを達成する内容になっているからです。ほとんどの人はつらいことをしたくないので、だんだん足が遠のき、あまり行かなくなること自体が罪悪感になり、さらに行かなくなり、通わないのに会費が引き落とされていることに気づくのが半年後。

もちろんつらい運動が好きだったり、運よく成果を見つけられて楽しくなって続く人もいますが、たいていはドロップアウトします。クラブを退会する時期で最も多いのが、入会から約半年後あたりです。入会した人がほとんど通い続けていたら、クラブは入会キャンペーンなどの販促活動を継続するはずがありません。入会金ゼロ、初月会費ゼロなどの表現を、目にしたことがあるのではないでしょうか。

長続きする人は、自分の好きなものを見つけて、好きなように、ある意味いい加減にクラブを利用しています。短期の目的というより、ライフスタイルに習慣として組み込まれているということです（ここまで到達するのが大変なのですが……）。

それはさておき。トレーニングルームにほぼ確実にあるのが、トレッドミルと呼ばれる、歩いたり走ったりするマシンです。速度や傾斜をあらかじめ調整でき、電動でベルトが回るものと、自分でベルトを回す自走式の主に2種類があります。歩くという動作は二本足で立つ場合には基本となりますので、比較的だれでも抵抗なくできるのと、筋トレマシンと比べてシンプルなので普及しています。

このマシンでの運動はやらないよりはよいのですが、本来の歩行・走行のような動きとは少し異なることも頭に入れておきたいものです。ベルトが電動で回るのならば脚を回す筋肉が動けばよいのですが、地面を歩くときは、前に蹴りだしたり、わずかな前傾姿勢を維持する筋肉も使われます。よって、本来の歩行とは微妙に違うのです。

しつこいようですが、やらないよりはよいものだとカジュアルに考えましょう。なぜなら、体を動かさないデメリットのほうがはるかに大きいからです。またいわゆる有酸素系の運動ができるというのも、トレッドミルが定番である理由かもしれません。有酸素系の運動などで全身の血流を促進することは、健康づくりの基本の1つです。さらに、歩行や走行のように同じ動作をリズミカルに繰り返す単純運動は、脳も心地よさを感じるのでよい選択肢と言えます。

ベルトが動くので転んでしまいそうで不安、歩く動作が膝に負担を感じるという人は、同じ血流促進の観点から、固定自転車や空中歩行のような動作ができるマシンがありますので、ある程度かわりになります。

筋トレーニング設備は、大きくマシンとダンベルなどを使うフリーウエイトに分けられます。マシンは、胸、背中など、特定の部位に集中してトレーニングするので、胸のマシン、背中のマシンという表現をすることが多いです。フレームがあって動きが一定なため、慣れない人には動作そのものにあまり気をとられずにできますので、やりやすいでしょう。

フリーウエイトは、例えば1つのダンベルでいろいろな部位をトレーニングできるため、マシンとは違って胸の種目、背中の種目、という種目ベースの表現を使います。ダンベルやバーベルを使った胸のトレーニングだけでも、いくつもの種類があります。ダンベルを動かすとき、動作時の姿勢を支える軸が自分の体幹になることが多く、自然に使う筋肉が増えてマシンより効率が上がります。

ほかにも、マシンなのにフレームがケーブルになっていて軌道の自由度が増したりと、双方のいいところどりをしたものもあります。どれを使うかは目的によりますが、初心者であればトレーナー次第でずいぶんと入り口が変わりそうです。

筋トレーニングは、いわゆる無酸素運動といわれます。かつては、脂肪燃焼＝有酸素運動（間違いではない）だと言われていましたが、無酸素運動で筋肉を刺激することも、脂肪を使います。痩せるという表現は、フィットネス業界人にとって使い古されていて、最近では太っている状態を解消することを含みながらも体をきれいにする「ボディメイク」という言いまわしが増えています。太っている基準が、体格指数（ＢＭＩ：体重kg÷身長m÷身長m）によるものだけでなく、体脂肪率やその人の感覚によって変わるからでしょう。

ボディビルほどでないけれども、きれいに鍛え上げられた体を競い合うフィジークという大会がありますが、ボディメイクという言葉は、これを連想させることがあります。フィジークと言えども、大会に出るような人の体はとてもストイックなトレーニングと食事を続けないとつくることができませんし、一般の人にはボディビルとの区別がつきにくいほどです。ボディメイクという言葉が独り歩きして、フィジークにつながるような印象があるようだと誤解が生じます。

スタジオは主に集団で行う運動プログラムが行われるエリアで、たいていは週間でスケジュール化されています。スタジオだけのクラブも多く存在します。スタジオで行われるプログラムと担当するインストラクター、自分に都合のいい日時で、レッスンを選択して参加します。

最近ではインストラクターの指導が映像で流れるサービスも出てきました。レッスン時間中、インストラクターにやることを指示してもらえるので、あまり考えなくても体を動かせるというメリットがあります。体操やダンス、筋トレ、ストレッチ、ヨガ、ピラティスなど、バリエーション豊かなプログラムがよいとされています。ヨガなどに特化したスタジオのみのクラブもあります。

湯船があるクラブについては、風呂にだけ入りに来るという人も多くみられます。とくにシニア層は月額利用料が比較的抑えられている場合が多く、昼間だけの利用であれば毎日クラブで入浴すると銭湯よりも安く済むことがあります。湯船につかることは受動的ではあるものの血流促進につながりますので、何もしないよりよっぽどいいです。

気持ちがよくてちょっと気づきにくいのですが、湯船に入ると体は疲れます。つまりごく軽い運動になっているわけです。湯船があるクラブは、そうでないクラブに比べて初期投資が大きくなるので月々の会費が高めになりがちです。もともとつらいことを避けがちな私たちにとっては、風呂でゆっくりできるというサービスは、結果的に体を動かす機会に身を置き続けられるきっかけになります。

　プールがあるクラブは、スイミングスクール特化型か大きな総合型のクラブとなりますが、大人を主体としたクラブであれば、プールは泳ぐためだけに使われません。プールの中で集団プログラムをしたり、水中で歩くことにも使われます。体温より低い水温は、体にとって寒冷刺激になり熱の産生を促しますし、水圧は血液やリンパの流れを促します。

　また水の抵抗は体を痛めるリスクが低い状態で筋肉に刺激を与えられます。浮力は体への負担が下がるメリットがあるものの、重力に対する刺激が減るデメリットがあるので、いつもプールばかり使うのであれば気を付けたいところです。ほとんどのプールは、水質管理を理由として髪をまとめ、化粧等を落とす決まりがありますし、水着になるので、どうしても利用するハードルが上がってしまいます。

　総合型のフィットネスクラブは様々な運動のデパートであり、それに対してスタジオやジムのみのクラブはさしずめ専門店です。どちらも最初は利用方法がわからないので、トレーナーに言われるがままに始めます。しっかりエスコートされ、それが続けばよいのですが、パーソナルトレーニングでない限りは、ずっとアドバイスをもらい続けることは難しいです。

　信頼できるクラブが提供する運動サービスは、血流を促し、筋肉を刺激し、バランスを整える基本を外していなければ、体にとっては同じです。やはり自分の考えをもって原理原則を判断できるようになっておいたほうが、賢明と言えます。

5　トレーナー、インストラクターの存在

フィットネス業界では、トレーナーやインストラクターという、運動指導やアドバイスをする人が存在します。トレーナーは筋トレーニングやストレッチなど、トレーニング全般を、インストラクターはヨガやピラティスなどある特定の運動プログラムを個人や集団向けに教える人という、何となくの区別がされています。

２０００年頃までは、クラブで働くスタッフは、サービススタッフの域を超えていませんでした。いまではトレーナーという職業の認知が進みましたが、当時からパーソナルトレーナーとして活動を続けていたあるトレーナーが「やっと私たちの活動が日の目を見るようになりそうです」と感慨深く語っていたのを思い出すくらい、トレーナー一本で活動することが難しい時代もありました。

しかし、フィットネス産業は今も昔も「その他サービス業（総務省産業分類による）」です。体を健康に導く尊い仕事をしているにもかかわらず、どちらかと言えばエンターテインメント＝娯楽なのです。最近では行政によってクラブ利用が一部保険適用になる企画も出てきているようですが、なかなか全国レベルに普及しません。

また厚生労働省認定の指定運動療法施設というものがあります。医師の運動処方をもとに通うことで、利用者本人が申請すれば医療費控除の対象になりますが、失礼ながら薬を使わなくなるほど健康になってほしいと願うドクターがすべてではありませんので、こちらもあまり普及していませ

ん。

またクラブでは単なる健康を超えて、前述のフィジークやボディビルのように筋肉を肥大させたり、フルマラソンに挑戦する人や、フラダンスなどのカルチャープログラムを楽しむ人など様々です。いわゆる趣味としてのクラブ利用ですね。なるほど、よく考えるとサービス業だし、それが悪いわけではなくむしろ運動を楽しく続けてもらうためには妥当だと感じます。しかし、世の人を健康にしたいという真面目なトレーナーやインストラクターは、これに悩むでしょう。

どうやったら、トレーナーやインストラクターになれるのでしょうか。まずどちらも国家資格はないので、看護師や美容師のように資格がないと働くことができないというものではありません。ということは、勇気さえあれば皆さんも今日から「私はトレーナーです」と名乗ってよいわけです。資格がないことに加え、自分の体が動くほうが仕事としてのイメージが湧きやすいのか、年齢層も他の産業に比べれば若いほうです。

民間資格団体や社内の研修で勉強した人がトレーナーやインストラクターになることがほとんどですが、マニュアルだけをなぞっていたり学びをやめてビジネス寄りに傾斜しすぎたりすることもあり、有象無象となるリスクが高い職種です。医師免許を持ち臨床で活動している人でもたまにミスを犯すことがあるのに、いわんやトレーナー・インストラクターをやです。

こういう状況もあってか、２０２３年には、パーソナルトレーニングで筋肉を痛めた、神経を損傷したなどという消費生活センターへの相談が5年間で１０５件あったとの報告を受け、消費者庁の安全調査委員会が実態把握に動いているそうです。

実力があって信頼のおけるトレーナー・インストラクターをどう見極めたらよいのでしょうか。国家資格はないものの、多くの民間団体による認定資格が存在します。行政もその担保とすることが多い健康体力づくり事業財団認定の「健康運動指導士」や、NSCA（National Strength and Conditioning Association）の「CSCS（認定ストレングス＆コンディショニングスペシャリスト）」、ACSM（アメリカスポーツ医学会）の「C-EP（認定エクササイズフィジオロジスト）」などがあります。

ビジネス寄りのものとしては、フィットネスクラブ・マネジメント技能検定があります（この1級は国家資格）。健康運動指導士は、トレーナーやインストラクターだけでなく、保健師や管理栄養士も資格を保有している場合が多く、これを持っている人は日常生活を快適に過ごすための一般的な健康づくりを俯瞰してみることができると言えます。資格更新などの研修会に参加すると、いかにもスポーティな人よりもあまり運動していなさそうな人が多いのも興味深いです。

CSCS保持者は筋トレーニングを詳しく学んでいるので、資格保持者自身が競技スポーツもしていて、筋トレ大好きでムキムキ、という人が多いです。ただし筋肉ムキムキのトレーナーは少し注意してみましょう。なぜなら（ムキムキに憧れて目標にするのであればよいのですが）運動するのは自分であり、トレーナー自身ではないからです。自分の体より相手の体を考えられる人かどうか、見極めが必要です。

フィットネスクラブ・マネジメント技能検定の2級以上であれば、クラブで効果的かつ快適に体を動かすことができる全般的な環境づくりに長けていると言えます。指導者に限定されず、よいクラブを運営するための力があります。

このように、アドバイスしてくれるトレーナーや、教えてくれるインストラクターが保有している資格がわかれば、フィットネスへの考え方が透けて見えます。もちろん何の資格も保有していなくても、高い実力と信頼を持つトレーナーやインストラクターはたくさんいます。

それから、大事なのはサービススキルです。健康や運動に関する知識と経験、人に指導するスキルは、トレーナーやインストラクターは当然持っているほうがよいのですが、たまに、ほとんど専門知識がないけれど、人気がある人がいます。その人はサービススキルあるいはもともとの人間性、その中でもとくに愛嬌が素晴らしい人です。

サービス業である以上は、顧客側を気持ちよくすることが大切ですが、どんなにフィットネスの専門スキルが高くても、サービススキルが低ければ、片手落ちです。もしかすると、7割くらいがサービススキルと思ってよいかもしれません。なんだかんだ人気商売なのです。スキルと言いながらも、私たちは結局、人間性を評価しているのでしょう。

運動はつらいものでなかなか続かない、という感覚を持っている人にとって、彼らの存在はとても大きなものになります。見極めたうえで投資して、しっかりサポートを受けましょう。筋トレーニングなどを得意とするトレーナーは、フィットネスといってもごく一部の分野の専門家です。目的によりますが、総合的に健康全体を理解しているトレーナーとは末永く付き合えるでしょう。

6　こんなトレーナーに自分をあずけよう

サポートを受けるなら、どんなトレーナーがよいか。好みがわかれるところですが、失敗を少なくするために、判断基準をいくつか挙げてみます。

①好みのタイプ（人間的・容姿）であること

これはあまり考える必要がなく、自分が直感的によいと思うかどうかで判断できます。単に好きだ、惚れたというだけではなくあくまでサポートを受けるという目的に沿うかどうかを冷静に考えることが必要です。

②肌をあまり見せない（自分を見せようとしてない）トレーナーであること

トレーナーは体を動かしている健康的な見本であるべきですが、それを必要以上に見せる意味はありません。相手の目的に沿ってアドバイスするのが仕事です。見本を見せるという点では体のラインがある程度わかるもののほうがよいですが、見本を見せなくても導くスキルがあればなおよいと言えるでしょう。

③話を聴ける

これはサービススキルですが、相手に興味を持って、失礼のない範囲でどんどん質問して掘り下げていく能力があるトレーナーをお勧めします。もちろん自分が不快に感じない範囲で聴かれているかがポイントです。

④資格を持っていること

先ほど述べたような、民間資格を持っているということは、トレーナー自身のモチベーションが高いと考えられます。社内認定制度だけのトレーナーは井の中の蛙の可能性が高いです。また資格の種類によっても嗜好の違いがわかりますので、調べてみましょう。

⑤自分でトータルの健康づくりを継続していること

アドバイスを受ける側の目的によって変わりますが、口だけのトレーナーは避けましょう。体を動かしていない、動かしすぎている、栄養バーやプロテインを頻繁に摂取している、トレーニングを優先してあまり寝ていないなどの習慣がみられるのであれば、トータルでの健康づくりに関心が薄い可能性があります。一見して地味なトレーナーが、案外バランス感覚に優れていることもあります。

また、トレーナーの言うことを100%信じて生活しすぎると、トレーナーへの依存が強くなり、トレーナーなしではままならなくなります。週1回1時間のアドバイスをもらっても、残りの日数と時間は自分次第です。トレーナーのアドバイスを自分の判断の材料として利用する、というくらいの感覚がちょうどよいと思います。

【コラム】ヨガはおすすめか

ヨガ、とてもおすすめです。ヨガは日本で完全に定着したと言えます。ヨガと聞いて大半の人が思い浮かべるのは、それ特有のポーズではないでしょうか。ポーズのことをアーサナと言ったりしますね。木のポーズや猫のポーズ、ポーズの一連の流れを表す太陽礼拝。これらがヨガっぽさを表現していると言えます。

インド発祥という、何となく神秘的な部分も、その魅力を大きくするのに役立っていると思います。説はいろいろでしょうが、瞑想から発展しているようなので、目を閉じて呼吸を整えているだけでヨガだ、ということもできます。これだけでは地味でわかりづらいので、ポーズ込みの形式が一般的になったのでしょう。

インドから直輸入のヨガは神秘性が高くて何となく本格的で敷居が高く、北米での流行を経てポーズに重きを置いたものが日本に入ってきたタイプのヨガは、ファッション性が高くカジュアルな印象があります。おしゃれなウエアの発展に加え、ゆったりとした動きが多いからか、日本では女性比率が高いです。

瞑想から発祥しているというだけあり、ヨガは体と心をリラックスさせるのに適しています。目を閉じて、日常生活であまり意識していない呼吸をコントロールする時間を設けるだけで、副交感神経が優位になります。

現代の生活は、仕事や人間関係、デジタル機器や夜中の活動などで、興奮させる交感神経がすぐ優位になる環境がそろっていますので、あえてリラックスする時間をつくるのはいいことです。またポーズがしんどかったとしても、ポーズ後にそれを解き放つことで緊張から弛緩への落差が生まれ、よりリラックスを感じやすくなると言われています。

ヨガはストレッチ代わりにもなります。ストレッチは体の関節の可動域に対して、できるだけそれを広げて、関節が本来もつポテンシャルまで使ってあげることで、関節だけでなくそれに付随する筋肉や腱、靭帯を活性化させることができます。ヨガのポーズは筋肉に刺激が与えられます。

筋肉には相反性抑制という作用があり、縮んでいる反対側の筋肉は伸びています。例えば力こぶに力が入るように肘を曲げれば、反対の二の腕の筋肉はリラックスします。また同じポーズをじっと維持するとき、それに関わる筋肉は表裏とも力が入っています。つまり、負荷は少ないものの、筋トレーニングをしているのと同じ状態になるわけです。

運動をほとんどしない人がヨガをするだけで、十分にストレッチできますし、筋肉痛になったりするのもわかります。インストラクターのようにポーズができなくても全く問題ありません。慣れ以外にもともとの関節の付きかたによる柔軟性の差もありますので、自分のできる範囲で「いい加減」に参加してみましょう。

年齢を重ねると、速い動きを司る筋肉の繊維が先行して衰えていきます。50メートルを全力疾走するなんて想像もできないと感じるのであれば、その仲間入りかもしれません。そんな年代でも、ヨガは動きがゆっくりでポーズをとるときはじっとしていますので、取り組みやすい運動です。クラスのようなものに参加しなくても、呼吸を整えたりポーズを2つ3つ覚えて行うだけでヨガを立派にやっていると思えばよいのです。

第2章　フィットネス施設を活用しない95％の人

1　学校体育のせい？

日本の小学校、中学校と、義務教育を過ごしてき私たちの体育に対するイメージはどのようなものでしょうか。正式には保健体育ですね。体育と保健の時間は実技と座学というように、大きくわかれています。例えば、先生の教科書的なものである中学校の学習指導要領を覗いてみると、体育は以下の項目が並んでいます。

・体つくり運動・器械運動・陸上競技・水泳・球技・武道・ダンス・体育理論

「体つくり運動」は基本となる行動体力を増進するためのプログラムがあります。また「体育理論」は運動やスポーツの多様性や、心身の発達に与える効果と安全、文化としてのスポーツの意義などがプログラムされています。体を動かすことやスポーツに対して、全体を俯瞰して理解するにはとてもいい内容と言えます。

そして健康づくりという観点から、長い目で見てよし悪しなのが、そのほかの競技スポーツ種目の実技です。競技スポーツのルールや面白さを体験できて、その後のスポーツ活動への参加やスポーツ観戦、地域スポーツ振興などに親近感を抱くことには前向きに働きますし、もちろん授業の実技で体を動かすのは、体にとっても脳にとってもいいことです。

筆者は保健体育だけはクラスの上位10パーセントにいる、いわゆる体育好きでした。競技スポーツの実技は、技能や記録が成績に反映されます。つまり、競技スポーツが苦手だと、保健体育の成績が悪くなるということです。数学が苦手でテストの点数が悪いと成績に連動するように、ほかの教科と比べてもおかしいことではないのですが。

しかし健康づくりの観点からみると、生涯なんらかのかたちで体を動かし続けて、またそれを楽しめるようになってほしいのですが、競技スポーツの実技でうまくできない人は体育の授業に苦手意識を持つだけでなく、それがいつしか運動神経がないから体を動かすのが苦手、という認識にすり替わっていく可能性があるのです。

運動神経がない（これは俗的な表現であり、実際はスポーツが苦手という意味ですが）イコール体を動かすのが向いていないという考えになれば、健康づくりの観点からはなんだか残念なことになります。

保健体育の先生はそのほとんどが体育会系出身で、何かの競技スポーツに入れ込んで活躍していた人ですし、どうしても競技スポーツができることに価値を置きがちになります。部活で生徒を教えたいから教師になる人もたくさんいます。どの教科でも同じことなのですが、特に保健体育については、大人になってからの健康づくりの考え方に影響を与えやすいので、少し心配になります。

学校体育で呼吸法、ストレッチ、ウォーキング、基本の筋トレーニング、ヨガなども学んでいたり、保健の授業を立ちながら受けて、座り続けることが健康にどのような影響を及ぼすかを学んだりすれば、体を動かすことに対しての肯定感がより高くなると考えます。

学習指導要領をガラッと変えることは難しいので、現状では、これらをわかっている先生や親、地域、行政が増えるだけで、変わってくるでしょう。

また保健では、「個人生活における健康・安全に関する理解を通して、生涯を通じて自らの健康を適切に管理し、改善していく資質や能力を育てる」という目標が掲げられています。このような内容をより強調し、学生生活以後の自立した健康づくりができる考え方をもっと育成できたらよいなと感じます。

「私、運動苦手なんです」「運動神経が悪いのですが大丈夫でしょうか」という相談を多くの人から受けてきましたが、この人たちがイメージする運動と健康のために体を動かすのは、同じではありません。健康づくりは誰でも、胸を張って実践してよいものなのです。

体を動かすことは脳にもよい（脳も体なのですが区別されることが多いですね）と言われていて、近年では、身体活動を増やすと、言語処理や感覚情報を受ける力、感情のコントロールなどを司る脳の灰白質という部分が増えるといわれています。

先述の学習指導要領は約10年度ごとの改訂です。18歳で習ったことは、28歳になった頃にアップデートされて、それを次世代が受けることになります。確実なものしか載せられないために十分な吟味が必要なのでしょうが、私たちが自立して情報収集しながら学び続けるだけでなく、教育現場でも、科学的かつ情緒的に最新の情報を取り入れながらアップデートしていけるとよいなと感じます。

2　国民皆保険のせい？

私たちは国に税金を納めています。その税金は分配されて、体調不良やけが、病気になって医療機関を受診した際の支払いの自己負担額が軽くなりますね。よく考えられているシステムですが、いつも元気で病気したことがないから医者にはかかっていないという人にとっては、なんだか無駄に税金を払っている、と感じてしまうかもしれません。

しかし少しの税負担で、自分や他の誰かが困ったときに助けあえる仕組みによって、日本国内では気軽に医療機関を受診することができます。とてもありがたいことです。自己負担比率は平均16％程度です。働く世代は30％ですが、地域や年齢などによって、これより低い比率となる場合があります。

ちなみに韓国は平均34％だそうです。アメリカ合衆国は国民皆保険制度がなく、高齢者や低所得者に限定されています。またイギリスは国民皆保険制度により自己負担がないのですが、ケースバイケースのようです。

このように国によってその制度が違うわけですが、保険適用の医療について自己負担が決まっていて国がしっかり税金を分配してくれる日本は、とても恵まれているように感じます。このことについてあまり考えていなくても、調子が悪くなったら病院行けばいいか、という程度に思えるからです。

例えばお腹が痛いとき、お金のことを心配するのが先だって受診を控える人は少ないはずです。この幸せな環境ゆえの感覚が、普段から自分の健康について考えて、体調管理に重きを置いて、調子を整えておこう、病気にならないように気を付けよう、という習慣につながりにくいのかもしれません。

3　厚生労働省の取り組みとは

頭脳明晰な人が集まる中央省庁では、私たちが健康になるためのことをしっかり考えてくれています。健康という切り口では、厚生労働省が管轄です（フィットネス産業は経済産業省ですが）。日本の身体活動・運動分野のガイドラインは、次のような変遷をたどっています。

１９８９年　「健康づくりのための運動所要量」が策定される。
１９９３年　「健康づくりのための運動指針」が策定される。
２０００年　「健康日本21（第一次）」の開始。
２００６年　「健康づくりのための運動基準２００６」「健康づくりのための運動指針２００６（エクササイズガイド２００６）」が策定される。
２０１３年　「健康日本21（第二次）」の開始。
「健康づくりのための身体活動基準２０１３」「健康づくりのための身体活動指針（アクティブガイド）」が策定される。

２０２３年「健康づくりのための身体活動・運動ガイド２０２３」が策定される。

膨大な研究や分析をもとに官僚や有識者が作成しているこれらの取り組みは、とても素晴らしい内容です。業界にいれば、これらの普及活動が粛々と行われていることが伺えます。２０２４年からは「健康日本21（第三次）」も始まっており、国家が健康な毎日を過ごす重要性を考えてくれているのがわかります。

しかし、行政機関やフィットネス業界以外で、これらを目にしたり耳にしたりしたことのある人がどのくらいいるでしょうか。

普及活動にはどうしても限界がありますし、わかっちゃいるけどできないのかはわかりませんが、例えば２０１３年から始まった「健康日本21（第二次）」の結果では、メタボリックシンドロームやその予備軍、子供の適正体重、睡眠状態においては結果が悪くなっています。

また、１日の歩数（20〜64歳）は「健康日本21（第一次）」の結果では１０００歩程度減っており、第二次でも目標の男性９０００歩、女性８５００歩には遠く及ばず、男性は８０００歩未満、女性は７０００歩未満で横ばいとなっています。

国が頑張っているのに私たちが応えられていない項目があるということです。ここ20年で、周りに健康な人が増えている感覚は、あまりありません。相変わらず、太った、運動していない、寝られていない、などの会話に花が咲いています。

不健康な人が多ければ業績が上がる業界もあるわけで、あっちを立てればこっちが立たずという経済的な側面はあるでしょう。でもそんな業界に携わる人も、自分が健康であることを願っているはずです。私たちみんなが国の施策を理解して、自分の健康のために行動したいところですが、現実はそういきません。

4　運動＝つらい、の呪い

「動くのが嫌い」「動くのが苦手」「なかなか運動できない」……筆者が業界に携わっていることを知った人の多くは、運動していないことが悪いことだと思っているのかのように、このような言い訳めいた表現を口にするのです。

そもそも、運動とは何を指すのでしょうか。この認識は人によって違うのが当たり前なので、一概に評価できないのです。それでも先の言葉が出るということは、多くの人が運動はつらいもので簡単に続けられないものであるという考えを持っている可能性が高いです。

「動くのが嫌い」……例えば歩くことについてウォーキングをイメージして……雨の日でもウォーキングをしないといけない、歩く姿勢を意識して肘は直角にしてしっかり振り、大股で20分以上歩くことがポイント。

「動くのが苦手」……先ほどの学校体育の影響なのかはわかりませんが……動くことに何らかの技能が必要で、上手な人がいて自分は追いつけない、上手でないと動いてはいけないしカッコ悪い。

「なかなか運動できない」……運動は週2回必要。動きやすいウエアに着替えて、ストレッチを入念におこなったあと、1回あたり30分以上行う必要あり。

例えば、このような考えが浮かぶようであれば、運動は面倒だという点が先行してしまうのも頷けます。そも、運動はつらいというイメージはなぜあるのでしょうか。確かに、筋肉を今より強くしたい、フルマラソンを完走できるようになりたいなどの目標があれば、〝過負荷の原理〟といって日常よりも大きな力で体に負荷を与えないと成長してくれないので、つらいと感じます。

では散歩やストレッチはどうでしょうか。自分のペースで行うのであれば、おそらくつらさはほとんど感じないと思います。実はこれも立派な運動なのですが、胸を張って運動していますというには足りない、と解釈しているのではないでしょうか。

つらい、あるいはいつもより少し頑張っている感がないと運動と言えない。こう考えてしまいがちですが、運動はもっと軟派でよいのです。本書中で時々、体を動かす、という表現を使っているのはそのためです。運動という表現だと、つらいものを連想してしまいがちなのを防ぐためです。

5　低い価値観

元も子もなくなってしまうと思いつつ、価値観について触れておきます。本書に触れていただくことで、健康づくりのリテラシーが上がってくれたらいいなという願いがありますが、価値観が低ければ、本書を手に取ってもらうこともないかもしれません。健康づくりのリテラシーが上がれば、価値観も高くなる可能性が上がると思っています。

今の時代は、体をあまり動かさなくても生活できます。通勤通学や移動はモータリゼーションの進歩やインフラの整備でますます便利になり、新型コロナウイルス感染症の影響でリモートワークの選択肢が確立し、獲物を探したり、木の実を採集しなくても、スーパーやコンビニで食べ物を購入できます。なんなら宅配してもらうことも可能です。わざわざつらくて時間をとられる苦手な運動をしなくても生きていけるのです。

もし運動不足が一因で体調不良になっても、気軽に医療機関を受診して薬がもらえます。肌を磨きたいならエステがあります。

健康づくりのために思考や時間を費やすことなく、もっと知的活動を増やしたい。あるいは近くに転がる気軽な快楽に身をゆだねたい。自分から宣言しないまでも、こういった価値観をもった人のほうが多いように感じます。運動が大切なのはわかっているけれど、それを実行に移していないということは、体を動かして健康になることの優先順位が低いのです。行動に移せない、移さない1つの理由になります。

また健康でいるためには、運動以外にも多くの要素が絡み合っています。食事やエステなどばかりに気をとられて、体を動かすことが選択肢から抜けてしまうのです。

6　ジムに通うべきか

日本人の95％の人は民間のフィットネス施設を利用していないと言われています。公共施設や公園などを利用している人を加味すれば、運動している人の割合はもう少し増えるでしょうが、国の統計によると、残念ながら定期的に運動をしている人は微減しているようです。

運動好きの人や価値観が高い人がますます運動し、そうでない人はもっと便利になった世の中で体を動かさないで生活することを選択する。こんな二極化がすすみ、後者の割合が増えるのではないかと心配しています。

健康づくりに関して、自分で考えて判断できるようになったほうがいいと願いますが、健康関連の知見も日々更新していきますし、本当かどうかわかりにくい情報もたくさん流れています。何がいいのか悪いのか、判断するのに疲れるくらいなら、少しのお金の投資と引き換えに業界に身をゆだねるのも1つの手段です。

トレーニングジムには、私たちが行動に移しやすいようなマシンやプログラムがあらかじめ用意されています。天候を理由にしなくてもすみますし、何より同じ空間で他に運動している人がいることや、仕事とはいえ話しかけてくれるスタッフがいて、人とのつながりと運動をリンクさせることができます。様々なジムの形態がありますが、自分に合ったものを選ぶのことも、健康づくりについて、自分で考えて判断するうちに入ります。

【コラム】ホットヨガはおすすめか

はい、おすすめします。何もしないよりはしたほうがいいですし、楽しく気持ちよく感じるのであれば、ぜひやりましょう。

　ホットヨガがこんなに定着するとは思わなかった、というのが筆者の正直な思いです。ヨガそのものはいいのですが、暑いところで運動するということ自体、体によくないという印象があります。汗が出るということは、恒常性を保つために体を冷やす必要がある状態だし、運動はそれを助長するので普及は難しいのではないかと考えていました。これは筆者がサウナなどの熱い環境が苦手で、汗もかきたいと考えていないという個人的な感覚も影響していたと思います。

　顧客視点で考えると、女性に人気なのは、普段にないくらい汗が出る（デトックスのイメージ）、血流がよくなる（からだが温まり血管が拡張する）、ヨガなのでラクそう（さらにおしゃれなイメージ）という点などがあるからでしょう。それだけ普段から冷え性や、肩こりなどのちょっとした体のこわばりに悩んでいる人が多いということ。現在ではホットヨガ専門スタジオも多数あり、人気が衰えていません。

　ちなみに汗がたくさん出ることが直接デトックスになることはほとんどありません。発汗によって保湿に関わる成分が表皮を覆うので肌にとってはいいのですが、悪いものが汗から出て解毒にはならないのです。体の排出すべきものは、血液やリンパが回収して、腎臓や肝臓で解毒・濾過されて、大小便で排出されます。

「ホットヨガでデトックス」は、「ホットヨガで温まる↓血流促進する↓代謝が一時的に上がる↓内臓の働きも活性化する↓解毒作用が高まる↓大小便での排出が促される↓デトックス」というイメージでいたほうが近いでしょう。道のりは遠いとはいえ、汗を出すこと自体に心地よさを感じるだけで、十分体を動かす意義があります。

ホットヨガの定義はご存じでしょうか。「ホットヨガ」とはあくまで一般的になったヨガ系の運動の1つですので、こうだと決まったものではありません。とはいえ業界で何となく同じ内容になっていくのは面白いものです。安全性や利用者の満足ポイントがほぼ同じということなのでしょう。

まず環境についてですが、室温は摂氏65℃前後、湿度は80％くらいです。ドライサウナだと室温は80～100℃くらいでしょうか。これらよりも少し室温が低い環境です。やはりヨガとはいえ室内で運動をしますので、じっとしているだけで汗が止まらないようでは、熱中症のリスクが高まります。

熱は部屋の上部に集まりやすいので、床を暖かくして、暑さを体感しやすくなっているところもあります。この室温で湿度80％を下回ると、肌の表面に汗が張り付く感覚が少なくなりますので、高い湿度も汗がでているという体感を高めるのに役立っています。

レッスン中、脈拍を頻繁に測ってくださいと言われることが多いと思います。運動強度が高くなると脈拍も高まりますが、ホットヨガの環境は体温調節も忙しくなるため、心臓の拍動が速くなりやすいのです。これが運動強度をたいして上げなくても運動した感じになれるポイントです。汗をかかないでいられる室温調節された環境は、私たちの汗腺の働きを鈍らせます。軽い体操をしながら汗を出せて汗腺もよく働くなんて、一石二鳥です。是非お試しを。

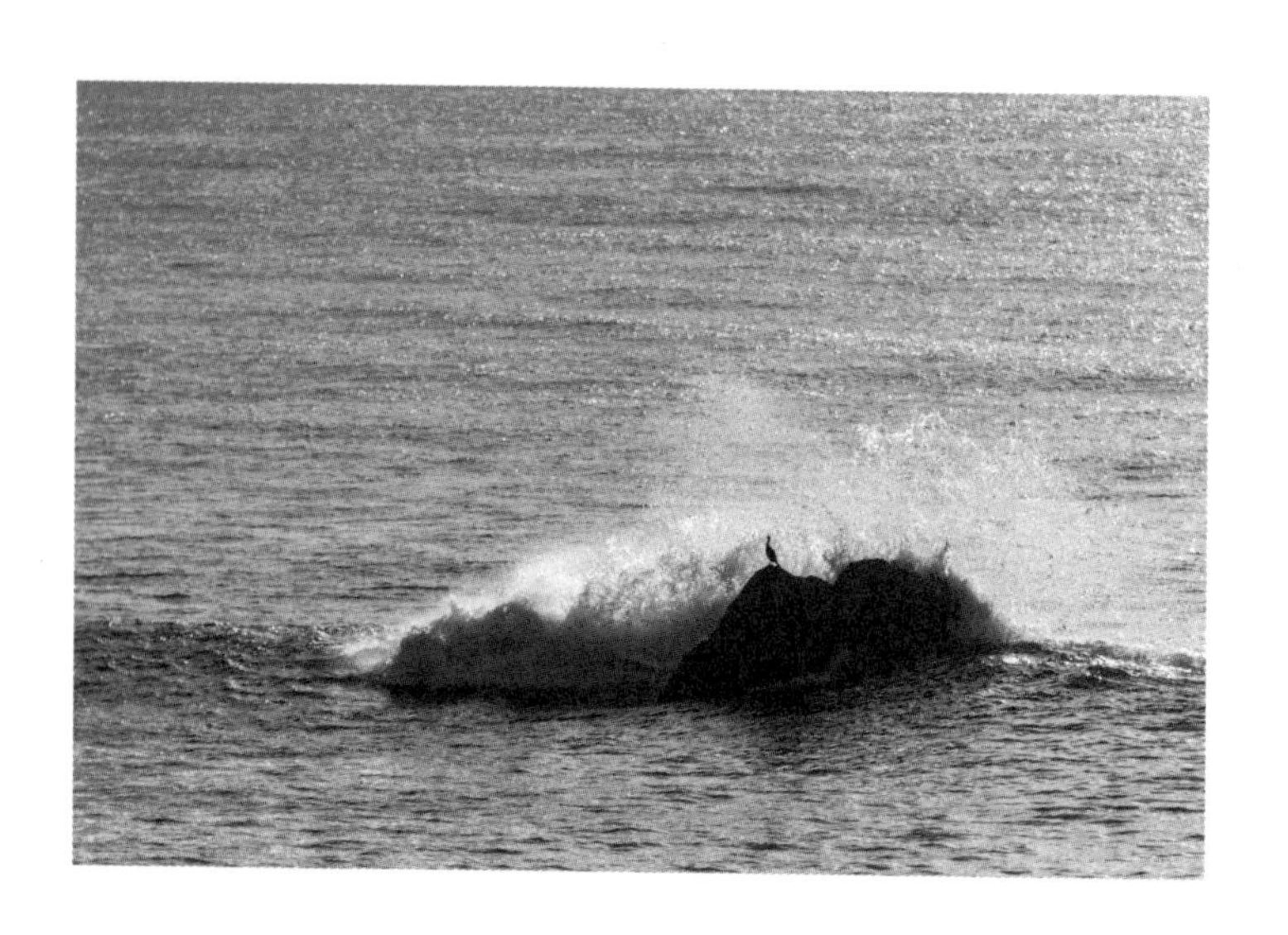

第3章　エクササイズ・イズ・メディシン

1　動かないとどうなるか

運動（体を動かすこと）は体にいい。これはほとんどの人がイエスというのではないでしょうか。体を動かして生きる前提の動物である私たちが体を動かさないとどうなるか。

ここでもいくつかご紹介しますが、すでに様々なメディアでいわれていることであり、目新しいものはありませんが、いま一度整理するうえでも目を通しましょう。

まずは日常生活で感じやすい不定愁訴的なものとして、便秘、肌荒れ、腰痛、膝痛、五十肩、肩こり、睡眠障害、冷え性などが挙げられます。いずれも病気ではないけれど、不調に感じるものです。常にどれかに当てはまっている人は、当たり前になってしまって感じられない、気に留めないこともあるでしょう。

しかし、一度症状がなくなった状態を経験すると、目の前が開けたように自覚しやすくなります。肩こりで僧帽筋などがカチコチだった人が、少しの運動をした翌日、肩の軽さを感じて腕や首の可動域が増えていることに驚くように。小さな我慢の蓄積は、怒りっぽくなったり、気力がそがれて何となく疲れた人になりがちです。自分の体の状態に注意深く目を向けていたいところです。

次に、すぐにわからないけれど、気づいたときには……というものを挙げます。

・体力の低下……筋力や柔軟性、持久力などの行動体力や、免疫などの防衛体力が下がる。
・肥満……見た目に自己満足できない不満とともに、血圧、脂質代謝、血糖値などが悪化する。

- 糖尿病……今では国民病と言われている。合併症になれば脚の切断や失明、人工透析になる場合もある。
- 脳心血管障害……全身に張り巡らされている血管のうち、大きくて重要な脳や心臓の血管が破れたり詰まったりする。その結果は、脳出血や脳梗塞、狭心症や心筋梗塞などとして現れる。
- がん……日々できては消えていくがん細胞。防衛体力の低下で増殖をゆるしてしまう。
- うつ……心の安定につながるセロトニンなどの神経伝達物質が減ってしまう。

そんなの知ってるよ、ということが多いでしょう。なのになぜ運動しないのか。その理由には3つ考えられます。

1つは、動かないことによるこれらの弊害が急性でなく、ゆっくりと体をむしばんでいくためにそこまで気にならないし気づけないことです。「歯が痛い、骨が折れたかも」。こんな急性かつ強い痛みがあるときは大きな苦しみがありますので、私たちはすぐに対処して解消しようとします。

しかし緩慢なものや苦痛が小さく無視できるもの、気づかないものだと、知ってはいても行動の優先順位が低くなります。「もう2時間座りっぱなしだから10分ほど立ってぶらぶらしなきゃ」とはならないわけです。

2つ目は、前に触れたように、運動はつらいものという認識があることです。つらいことをあえて行う人はなかなかいません。つらい運動をしたとしても、強度が適切であればケガなどにつながることなくフィットネスを強化してくれます。成果を上げるにはつらい道のりを通るのは当たり前だというような強いハートを持つ人は、少数派ではないでしょうか。

３つ目は、自分で無意識に運動のハードルを上げていることです。ウエアやシューズを買わなければ始められない、タオルやお風呂セットを用意しなければ、着替えなければ、週２回やらなければ運動じゃない、という感じです。

動かないとどうなるか。ここに記したことをあらためて確認しておくことで、健康づくりに対する運動のリテラシーを上げる準備をしておきます。

2　動くとは何か

本書では「運動」や「体を動かす」という表現を使っています。そもそも、健康づくりの視点から考えた「動く」とは何なのでしょうか。ヒトは動物で、体の一部分を動かしたり、体を移動させたりすることで、捕食したり身を守ったりする設計になっています。骨格があり、骨と骨をつなぐ靭帯によって骨格がつくられ、腱で骨とつながれた筋肉によって骨格を保ち、骨を動かして移動します。その骨や筋肉は、体を支えたり動かす機会が減れば、必要性が薄れて衰退していきます。

サルコペニアという言葉があります。簡単に言えば筋肉が衰えた状態のことなのですが、老化というもう1つの理由によって、誰しも25歳を過ぎれば筋肉の衰えが始まります。20歳であってもべットに何日か寝ていれば、一時的とはいえすぐに立てないくらい筋力が衰えます。私たちはいつか死ぬので、老化は避けられませんが、その影響を多少遅らせることはできます。

話がそれましたが、体を動かす前提があるヒトですので、動かさないと不具合が出始めます。こう考えると、指を動かすのも「体を動かす」ということになりますが、観点はあくまで健康づくりです。2つのことを意識すれば、この観点に沿った判断ができるようになります。

1つは関節可動域です。関節はそれぞれ動く範囲が決まっています。日常生活では、その範囲いっぱいに関節を動かしませんので、使わない可動範囲はだんだんと閉じていきます。電車が通らなくなった廃線にすぐに雑草が生えて枕木もデコボコになるようなイメージです。いつも関節の可動域いっぱいに動かしていればなんら苦になることではありません。

関節の中でも特に気を配っておきたいのが、球関節です。関節の種類には、ほかにも蝶番型などいろいろなつながり方がありますが、球関節では肩関節と股関節が代表的です。膝の関節がほぼ膝の曲げ伸ばししかできないのと比較して、ぐるぐる回せるのが肩と股。気が付いたときに肩を前から後ろからぐるぐる回してあげると、可動域いっぱい動かしてあげられます。雑草が生えないようにしておきます。

もう1つは移動です。60kgのものを10メートル動かそうとすると、結構大変だと想像できます。単純に平行移動した仕事量としては、重さ×距離となります。体重60kgの人が10メートル移動するときも同様です。動くことで簡単に負荷をかけられるのですが、もともと移動ありきの動物なので、元気な人は、10メートル歩くのにつらくてしょうがないとはならないと思います。

そして移動するときは体の中でも大きな筋肉、例えば太ももやお尻を使いますし、上体を安定させるための体幹にも刺激が入ります。四の五の言わずにちょっと歩こう、ということです。ちなみに階段のぼりやジャンプなどの移動は、平行移動だけでなく垂直方向の要素も加わり、重力がより影響してきますので、さらに仕事量が高まります。のぼり階段やのぼり道をつらく感じるのもわかります。

関節可動域をいっぱい使うこと、移動すること。このふたつの要素を取り入れていれば、健康づくりの観点からみた「動く」「体を動かす」が実現できていると考えましょう。

3 「養生訓」は温故知新である

いまから300年以上前の江戸時代、貝原益軒によって書かれた養生(健康づくり)に関する本「養生訓」をご存じでしょうか。歴史の授業で何となく見知ってはいるけれど、実際に読んだことのある人は少ないかもしれません。いわゆる健康づくりのハウツー本で、食事や睡眠、ストレス対処などについて書かれています。

時代は変わっても十分に通用する内容で、これ1冊あれば原理原則がわかります。またいつの時代でも、健康に気を配るというのは簡単ではないことなのだと感じます。薄い本で現代風に訳されていて読みやすいので、機会を見つけてぜひ触れてみてください。

本書でつらつら書いていることも、かなりの部分で内容がリンクしますが、本書は養生訓に書かれているようなハウツーに至るまでの考え方や、より突っ込んだ手段の紹介をしていることに加え、体を動かすことの重要性を強調しています。

江戸時代は自転車や車などの移動手段がないわけですし、洗濯1つとっても体を動かしているわけで、現在と比べて、ウォーキングが必要とか、筋トレが大切とかを掲げる必要がそれほどなかったでしょう。自然と人の体が動いていたので、鍛えるなどの概念が少なかったのかもしれません。

最初に述べたフィットネスの2つの要素である行動体力と防衛体力でいうと、養生訓は後者のほうが強いのかもしれません。私たちは便利と引き換えに生活習慣病という新たな病気を開拓してしまい、体を動かす時間をあえてつくったりそれにお金を投資することを背負ってしまったと言えるでしょう。

4　階段を使うべきか

「エスカレータよりもなるべく階段を使いましょう」という表現を見聞きしたことがあると思います。ほかにも「ひと駅手前で降りて、歩きましょう」など。筆者もかつては、健康づくりのアドバイスをするときによく言ってたものだと思い出します。ジムのトレーナー時代は「ジムの玄関からできるだけ遠くに駐車して入り口まで歩きましょう」ともアドバイスしていました。どれもなかなかハードルが高いなと感じます。

みなさんは何か仕事などの用事があり打ち合わせ場所に向かう途中、階段を使うでしょうか？　また真夏の電車乗り換えで、あえて階段を選ぶでしょうか？　もしイエスという人がいたら、すでに健康リテラシーが高く生活全般で行動できているはずですので、本書は不要です。

筆者は迷わずエスカレータを使います。階段のほうが下半身中心に筋肉を使い、垂直運動でより効率的に体を動かすことができますが、階段は少しつらいのです。また仕事の最中に汗をかきたくないし、仕事のことを考えているので、ほかに思考やパワーを使いたくないのです。階段を使わなくても、二本足で立っていること、歩いていることで動いているのは偉い、という風に自分を褒めてあげます。

特にスポーツなどせず、最低限の健康づくりを考えれば、歩いて外出しているだけでも合格点です。階段を使うのはよりよいことだけれど、使わないことに罪悪感を覚えなくてよいという程度の考えでよいのです（車社会はこれだけでもハードルが高いですね）。

【コラム】体組成計の活用方法

体組成計は市販されているものだけでなく、フィットネスクラブやトレーニングジムに設置されているものも含めるとその種類は様々です。基本的には体重のほかに、推定の脂肪量や筋肉量をもとに体格指数（ＢＭＩ）がわかったり、左右などのバランス、そのほか製品独自の指標が示されます。

自分のことが客観的にわかるというのはうれしいものです。いつでも測っていいならついつい試してしまうのではないでしょうか。トレーナーは私たちに、この数値をもとにしてアドバイスすることがありますが、それを受けるときに注意しておきたい点があります。

筋肉量が多いと基礎代謝が高いので痩せやすい体になるという考えから、「筋肉量を増やしましょう」とアドバイスされることがあるでしょう。しかし筋肉を増やすことはつらい筋トレーニングをかなりやり続けないと増えませんし、それに応じた食事量や内容も変えなければなりません。2～3か月で簡単にどうこうなるものではないのです。

スポーツ競技の選手やストイックなボディメイクを希望する人でなければ、筋肉量を「増やす」必要はあまりありません。それよりも筋刺激、つまり筋肉を使ってあげながら食事や休養などの生活習慣にアプローチして健康を維持できる体組成を目指せば、筋肉量を増やすことなく体全体に対する筋肉の割合を適正にすることができます。

表示されている筋肉量についてはそれほど神経質にならず、そのほかの体組成計の数値も参考程度として、遊び感覚でとらえてみるとよいでしょう。

激しい身体活動を伴うアスリートは、体脂肪10％未満の場合もあり、一般的に体脂肪が少ないほうがすごいという印象があります。しかし脂肪は保温、衝撃吸収、代謝などの重要な役割がありますので、少なすぎるのもあまりよくないのです。アスリートは一般人から見てすごい人たちだと同時に、異常（普通でない）な体でないとよい成績を目指した競技ができないのだと考えたほうがよいでしょう。そして案外、防衛体力が低い人が多いです。

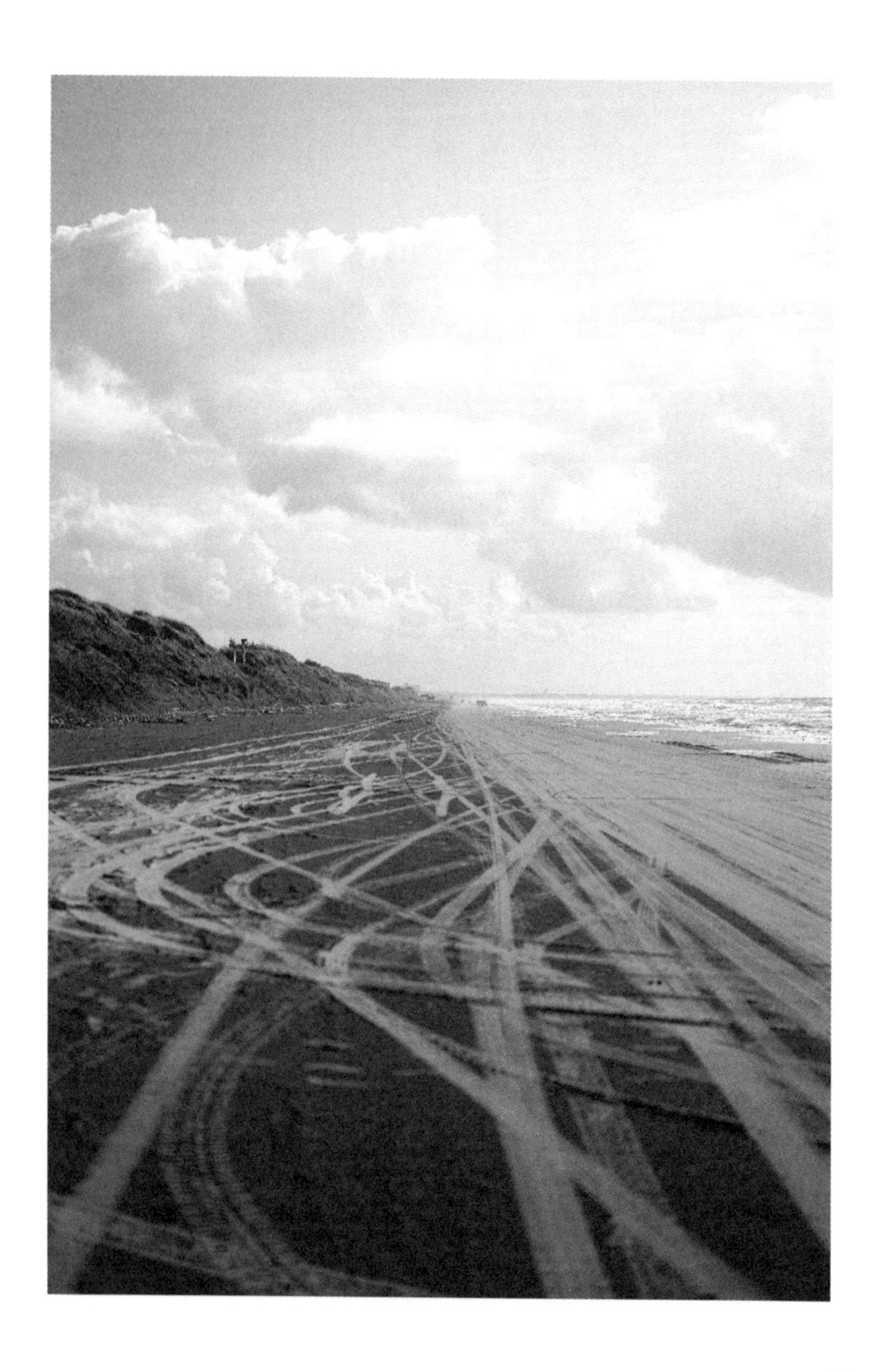

第4章　運動するならこんな考え方で

運動のポイントについて、ここで「肝」として3つに絞って紹介します。

どれも当たり前のことと思いきや、これらは頭から抜け落ちやすいために、○○は健康にいいですか？　○○はどのくらいすればよいのでしょうか？　というように自分で判断しづらくなってしまうのです。

とにかく、血の巡りをよくして、筋肉を使ってあげて、ゆがみが少ない本来の体に保つほうに向かっているならば、運動内容としては合格点です。そのほかにも強度や時間、期間など、考えておきたい要素があるのですが、まずは基本の3つです。

1　運動の肝①／血流促進

血流とはそのまま「血の流れ」のことなのですが、血液の流れがいい状態とは、血液がしっかり循環していることと、血液の通る道である血管に不要なものがたまっていないこと、毛細血管が多く張り巡らされていることを言います。これらは相互に影響し合っています。血液はじっとしていても毎分3〜4リットルくらい流れています。

私たちが生きるために必要な酸素や栄養素を細胞に運び、細胞から出た二酸化炭素などの代謝物を引き取るのは血液だからです。

それなのにわざわざさらに促進するのはなぜか。酸素や栄養を運ぶ血液は、それを必要としないところにはだんだん運ばれなくなってきます。血液が運ばれなくなると、その部分の血管は必要がないと判断されて、血管自体がなくなっていきます。特に毛細血管は使わなければ消えてしまいます。

血管のないところには血液が流れないので、酸素や栄養がいきわたらないだけでなく、体温を上げることも難しくなります。そこで、ただ生きるためだけでなく流れを促進させ、頻繁に体の隅々まで血液をいきわたらせていれば、その先にある細胞が生き生きしてしっかり代謝してくれるというわけです。

もし毛細血管が消えてしまったとしても、血流促進を繰り返していれば新たにつくられます。また、毛細血管が多ければ、血液の通り道が増えるので血管の抵抗が少なくなり、血圧も下がってより血流がスムーズになります。「会社にとって資金は血液のようなもの」という表現がありますが、お金も血液も巡っていないことにはいい環境になりません。血流促進を意識しましょう。

「デトックス＝解毒」は誰もが魅力的に感じるフレーズです。体にとって必要なくなった老廃物を体外に出してスッキリするというイメージがあると思います。ホットヨガのコラムでも触れた通り、酸素、栄養素、老廃物などは血液の流れによって運ばれます。

リンパ液もよく聞きますが、これも血管から枝分かれしています。血管内がきれいで滞りがなく、毛細血管がたくさんあって血液の流れる場所が多い状態にしておけば、老廃物も流れていきやすいということです。

もちろん、流れた先で実際に主な解毒作業が行われる腎臓や肝臓が元気であることも大切です。

腎臓の機能が衰えて透析をしている人は、自分の力で解毒しにくくなっているので、顔色がくすみがちなのもわかります。

血流を促進させる運動がいいことはわかりましたが、具体的には何をやればよいのでしょうか。簡単にいうと、じっとしているよりもエネルギーが必要な運動をすればよいのです。例えば骨格筋を使って物理的に体を動かすのにはエネルギーが必要ですので、そのエネルギー源となる酸素や糖、脂肪をたくさん運ぼうと心拍数が上がり、血流が増加します。またスムースに運搬されるように血管自体が拡張して、通り道が広くなります。

イメージしやすい運動は、いわゆる有酸素運動です。有無酸素運動の一般的な定義は、ある程度一定のリズムで、連続してしばらくのあいだ継続する運動のことです。しばらくのあいだ続けられるということは、それが可能な運動強度である必要があります。

種類としてはウォーキングやジョギング、スイミングなどが挙げられますが、どれも強度はいろいろ変えられてしまうので、しばらく続けられるかを基準に考えましょう。しばらくとは10分くらいで考えます。10分ラクに続けられないのであれば、強度が高いということです。

私たちの細胞の中にいるミトコンドリアが、血液に乗って流れてきた酸素を使い、体を動かすエネルギーであるＡＴＰ（アデノシン三リン酸）をつくり出します。ＡＴＰがなくなると体が動かなくなるので、ミトコンドリアは常につくり続けているのですが、有酸素運動はこの消費と産生のバランスがとれていて枯渇しません。

もちろん有酸素運動でもかなり長い時間続けていれば「疲労」状態になって動けなくなりますが、疲労はエネルギー代謝以外にも多くの要素が絡み合うことがわかっていますので、疲労＝ＡＴＰがなくなる、というわけではありません。

では反対に、無酸素運動とはどんな運動を指すでしょうか。おそらく筋トレーニングやダッシュ走が思い浮かぶと思います。運動強度の高い動きで、継続して1分持たないくらいの感じです。無酸素というからには酸素を使っていないのだと思いがちですが、無酸素運動の最中にも、ミトコンドリアは酸素を使ってエネルギーをつくっています。

1分持たないくらいの激しい動きだと、体内にためていたＡＴＰと、酸素を使っていては間に合わないときのための別の代謝を使って一時的にエネルギーをつくる仕組みが使われます。ミトコンドリアで行われているいつも通りのＡＴＰ産生がこのときだけ関与しないから、無酸素という表現が使われているのでしょう。

無酸素運動の最中も酸素は使われているが、その運動には間に合わない、というイメージです。だから無酸素運動の後、借金して無理やり使ったエネルギーをいつもの代謝で返済しようとするので息がハアハアと荒くなります。

血流促進の観点からみると、無酸素運動であろうが筋肉は使われるし、むしろ強度が高いぶんたくさんのエネルギーを使うので血流は増します。ということは、有酸素運動でも無酸素運動でもどちらでもよいのです。とはいえ血流促進という場合、たいてい有酸素運動が紹介されます。それは気軽に誰にでもできるからです。

高い負荷や早い動きがあると、ケガのリスクや技能も関係してくる場合があるので、シンプルかつ楽に同じ動きを繰り返す有酸素運動がおすすめされるのです。しかしながら今度はその時間を確保することがネックになることが多いのです。

これまで運動をしてこなかった人が有酸素運動のために20分とか30分を日常生活につくり出そうとすれば、1日の中でなにかやらないこと、やめることを見つける必要があります。では、有酸素運動は5分や10分ではダメなのでしょうか。答えは「ダメではない」で、やらないよりよっぽどマシなのです。

なぜならエネルギーを消費することに重きを置いておらず、あくまで血流促進が目的だからです。少しの時間でもいいから、血をたくさん巡らせることが大切です。体を動かすことが前提の動物ですから、睡眠中以外は何かしら体を動かしていたほうがいいのですが、有酸素運動とか無酸素運動とか区別をして考えようとすることが、運動へのハードルを上げてしまいます。

厚生労働省は先に述べた「健康日本21（第二次）」において、「+10（プラス・テン）」という考えを提唱しています。1日のうちで、今よりも10分多く体を動かしましょうというものです。ただでさえ、1日の歩数は伸び悩んでいる状態にあり、気を付けないとどんどん便利で楽な生活になるに伴ってどんどん体を動かさなくなります。ちょこちょこでよいので、とにかく体を動かして血液が隅々まで行き届くように努力したいところです。

２　運動の肝／②筋刺激

筋肉は大きく分けて骨を動かす骨格筋、内臓を動かす平滑筋、心臓を動かす心筋がありますが、ここでいう筋とは、このうちの骨格筋を指します。骨を動かすわけですから、見た目にわかる何らかの動作や体の移動に使われます。

繰り返し述べているように、私たちが楽になるように文明が発展していくのはなかなか止めることができません。自動車の運転も自動化が視野に入っています。自宅にいても「アレクサ、夜に合う音楽流して」などと、自分で選曲したり機器のスイッチを入れることもなくなりつつあります。そうすると、動くためにある筋肉はどんどん衰えていきます（ただでさえ老化で衰えるのに！）。また骨格筋はエネルギーを蓄えて使う場所でもあるので、代謝にも影響があります。筋肉を使ってあげることで衰えのスピードを緩やかにしたり、代謝を活性化できるのです。

ここで「筋トレーニング」と表現しなかったのは、トレーニングは鍛えるという印象があるために誤解を避けたかったからです。鍛えるつもりでなくともまずは使ってあげることが先決で、それ以上に行動体力を上げたい、あるいは何らかのスポーツの技能向上に役立てたい人がトレーニングといえる強度を選択すればよいのです。

筋刺激≠筋トレーニング。まずは筋肉を使ってあげることです。また最初に、骨格筋は骨を動かす筋肉と言いましたが、実は、その場で見た目に動かずにぐっと体を緊張させれば、骨を大きく動かさなくても骨格筋が使われます。これだけでもやらないよりはましなのです。

一般的な若いトレーナーであれば、筋肉と言えば筋肥大、あるいは筋肉が鍛えられる前提の考えをなかなか取り去ることができません。トレーナーのほとんどが、運動が好きでスポーツ経験があり、自分を追い込んで強くしようと頑張ってきた人なので無理もありません。それまで見てきた参考書や習う内容も、主に筋肥大が前提です。頭の中はきっと「この人の最大筋力はこのくらいだから、その○○%の重りで、10回を3セットからだな」となります。5回×1セットとはなりにくいのです。

鍛えるのではなく刺激できればいいという程度で考えても、健康づくりの観点では何も問題ありません。どうせ筋肉は衰えます。なにも苦しい思いをして筋トレーニングをせずとも、日常生活を送れます。もちろん行動体力をより高めようと考えて、そこに時間も労力もかけたい気持ちがあれば、どんどん筋トレーニングをしたほうがよいのですが。

3　運動の肝／③バランス調整

ひと言にバランスと言っても切り口は様々です。骨の配列、左右前後の筋バランス、関節可動域のバランスなどです。骨は２００個くらいが組み合わさって骨格を形成していますが、日常動作によって本来おさまっていてほしい位置からずれることがあります。偏った動作や無理な力がかかることで生じます。

筋肉は、複数の筋肉を覆うサランラップのような筋膜のゆがみなどからも影響をうけます。これも日常動作によって偏りが生じますが、ほかにも利き腕などで変わります。関節は日ごろよく使っているほうが本来の可動域に近い状態を保てますが、反対に使っていなければ動く範囲が少なくなります。骨、筋肉、関節はつながっていますので、相互に影響を受けます。

また心臓は少し左側に位置していますし、肺は右のほうが少し大きかったり肝臓は少し右寄りだったりと、内臓は左右対称ではありません。左右対称で前後まっすぐというのが必ずしもいいとは言えず、その人に不都合が出ないバランスかどうかが重要です。

よく、横から見た姿勢のチェックポイントとして、耳たぶ、肩の出っ張った骨、腰骨、膝、外くるぶしが一直線になっているか、というものがありますが、必ずそうなってないといけないと思わずに、参考程度と考えておけばよいでしょう。

バランスがとれているかどうかは、痛みなどの不具合を感じないか、関節がスムースに動くかを、評価基準にしたほうが自然です。それにいざバランスを整えようとしてもなかなか自分ではわかりません。

チェックしようと鏡を見るとその瞬間に視線がずれることによって、鏡を見る前と微妙に変わります。またスポーツ選手はよくやりますが、写真や動画をとってあとから見る方法は現状を把握するにはいいのですが、すでに過去のものをチェックしているのでそれを自分の感覚として取り入れていくまでに時間がかかります。おすすめなのは、その場で誰かに見てもらうことですが、ある程度専門的なことを学んだ人でないと難しいです。

痛みや不具合が生じていないのならば急ぐことはないので、1人でも意識してできることをやればよいでしょう。具体的には、ドアノブをいつもと違う手で持って開け閉めする、いつも右回りで向かうビルのエントランスで左回りの道を選ぶ、革靴やシューズなどを2種類くらいずつ用意して、毎日履き替えるなどです。

会社の事務所内が内履きならば、それも2種類くらいあればよいでしょう。同じものやリズムで生活すると安心できるのですが、体はそれに合わせたようにしか使われません。体にとって少しでも新鮮な刺激となる動きを取り入れることを意識してみましょう。

4 運動よりも寝るほうが優先

「8時間睡眠をとるようになってから、たまたま6時間睡眠のあとに起きたときのどんよりした気分や、その日の調子の悪さを感じて初めて、いままでいかに睡眠不足だったのかがわかりました」

筆者がこれまで睡眠についての考え方を共有して、自分に合った睡眠時間をとると決めた人はみなこのように言います。

どうやら軽い睡眠不足状態が続いていると体が不調を表さなくなり、その状態が普通だと感じてしまうようなのです。何も用事がない休みの日にいつもより多く寝てしまうようであれば、それは日常的に睡眠不足の状態だということです。

筆者が20歳代の頃は、トレーナーとしてシフト制で働いていて終業時間が18時～24時の幅がありました。まだ若くて自律神経系も元気ですから、起きていようと思えば割と簡単に起きていられます。楽しいことがたくさんあるし、仕事で大事なプレゼン前は一夜漬けのような準備をしていたし、寝る時間を削って何とかしていたことが思い出されます。

「2時間も睡眠を増やすのはもったいない。その2時間でやりたいことができる」これは睡眠時間について価値観が高くない人の定番フレーズです。もちろん価値観はそれぞれですので、これに異論を唱えるつもりはありませんし、確かにその通りだと思います。

それでも適正な睡眠時間をとったほうがいいと考えるのは、起きている時間にこそ焦点を当てているからです。１日のうち16時間起きていて１００％のパフォーマンスを発揮している人と、19時間起きていて80％のそれを比べてみると、単純に計算して19時間の人は15・2時間分のパフォーマンスとなります。起きているあいだは超元気なほうがいいという考えにイエスならば、適正な睡眠時間をきちんと考えたほうがいいでしょう。

アメリカ合衆国の大リーグで活躍している大谷翔平選手が睡眠を重視しているのは有名な話ですが、なにも彼のようなスポーツ選手でなくとも、私たちは毎日なんらかのパフォーマンスを発揮しています。健康づくりのためには「運動・栄養・休養」が大切と言われますが、どんなに運動をして量質ともによい食事をしていても、休養しなければ健康づくりは片手落ちになってしまいます。

睡眠については後ほど詳しく述べますが、寝ることをないがしろにするのはもったいないと思います。睡眠の重要性が少しずつわかってきた今では「昨日は睡眠3時間で仕上げたよ」「創業時は2時間睡眠で作業して乗り越えたよ」というような睡眠不足・不健康自慢をする人はかなり少なくなったのではないかと思います。

本書ではとにかく寝よう、と言い続けています。いやいや睡眠には時間だけでなく睡眠の質もあるでしょ、と思われるかもしれません。全くその通りですが、特に学生や働く世代は、とにかく睡眠の質を語る前に時間が圧倒的に足りていません。6時間で足りる人はあまりいないそうですし、ショートスリーパーもクラスに1人とかではなく、ごくまれらしいのです。

ということで、まず気にしてほしいのは時間です。しっかり寝られる時間を確保しながら、並行してあるいは次の段階で質を上げるために寝るまでの行動や寝室の環境を考えても遅くありません。

毎日いろんなことが起こります。「あー調子わるい」「肩こりひどいなー」「吹き出物がずっと治らない」「テストでケアレスミスした」「交差点で車にぶつかりそうになった」「上司にめちゃくちゃむかついた」筆者の周囲でこのような言葉が聞こえたとき、必ずと言ってよいほど「睡眠が足りてないからかもね」と思ってアドバイスしてしまいます。これを繰り返すことで、睡眠時間を確保してみようかなという人が一人でも増えることを願っています。睡眠は裏切りません。

睡眠時間をしっかり確保できれば、起きる前のしばらくはうっすら意識があり、いつでも起きられるけどまだ寝ていられる幸福感と、起きたときに調子がいい幸福感をダブルで得られます。

5　体型を気にしない

成果報酬型パーソナルトレーニングのライザップ。ビートの効いた音楽とともにお腹周りに脂肪がついてうつむきがちな人が登場し、次の瞬間センセーショナルな音楽とともに、鍛え上げられて前向きになった状態に変わるという大変わかりやすくてインパクトのあるコマーシャルを覚えている人は多いでしょう。これも手伝ってライザップが有名かつ大人気になります。

フィットネスやトレーニングに求めるものは結局、いいスタイルになることなのだろうかと、健康づくりに関わる業界人としては悩んでしまいます。確かに体が緩んでいるのと引き締まっているのを比べれば、後者のほうでありたいと願うのは誰しも思うところ。体に対する現代の評価の基準がそうだからなのでしょうか。

確かに肥満でないことは代謝系にとっていいことですが、引き締まっている必要はそれほどありません。2か月間頑張って一気に変えられた体に満足したあと、その生活を続けていけるのでしょうか。反対にこれまでの緩んだ体は、何年かけてつくり上げられたものでしょうか。ビジネス視点でフィットネスを考えると、ヒットすることは評価されますし、すごいことだと思います。しかし真面目に健康づくりを語るとき、短期間でどうこうという話はほとんど出てきません。健康と見た目のよさは、すべてリンクするわけではないのです。

いわゆるボディメイクは、体の外側をつくることであって趣味や楽しみの領域に入ります。好きな服が着られたり周りから褒められたい、コンテストに出場できたりと、自分が満足することで心が整うならば、とてもいいことです。健康づくりは、どちらかと言えば体型は後回しで構いません。もちろんボディメイクがモチベーションになるのであれば構いませんが、健康づくりを意識して生活していれば、自ずとある程度の体型はついてきます。

皆さんやその周りの人で、20歳代のときと体重や体型があまり変わらない人はどのくらいいるでしょうか。25歳で体に関する成長はピークを迎え、以後どんどん右肩下がりとなります。代謝も少しずつ落ちます。大人になると文明の利器を駆使し始めるので体を動かさなくなります（徒歩や自転車での通学がなつかしい）。

そして美味しくてハイカロリーな食べ物を知り、社会の荒波によってストレスが襲いかかります。いろいろ変わって当然かもしれません。25歳を過ぎて10年ほどは若さの余韻を何とか保っていられるものの、40歳代からは見た目にもぐっと変化していきます。

あまり変わらない人がいれば、変わっていないだけなのに若いという評価になることがあります。それだけ変わらないことはすごいのです。衰え変わっていく体を維持しているだけで充分に優秀です。健康でありたいのなら体型にあまりこだわらず、ほかに気にすべきところに焦点を当てましょう。腹筋が6つに割れていても、健康にはそれほどプラスになりません。

それから筋肉量も気にしなくてよいです。例えば体脂肪が多く標準体重を大きく超えている人は、その体重を支えて移動させるために相応の筋肉がついていっています。筋肉の絶対量は当てになりません。

6　〜しっぱなしを避ける

運動の肝で「バランス調整」を取り上げましたが、私たちはよく2本の足で立ってるな、そしてよく2本足でバランスを取りながら歩けるなと、しばしば感心します。スムースに立ったり歩いたりする動作は、体の複雑なセンサーによって成り立っています。少々バランスを崩してもそれを修正できるのですが、アンバランスが過ぎるとそれも難しくなります。

1つの手段としてご紹介したいつも違う刺激になるように行動すること。例えば有酸素運動は、ある程度一定のリズムで連続してしばらくの時間継続する運動です。もし毎日ウォーキングという手段で行っているのであれば「朝6時、いつものウォーキングシューズを履いて、玄関を出て右に折れ、3つの信号を通過し、到着した公園の散歩コースをいつもどおり反時計回りに5周して自宅に戻り、時計を見ると6時45分。昨日より2分早かったな」こんな感じが多いでしょう。

有酸素運動は血流促進にいいのですが、同じ繰り返しではバランス調整の観点からは少しもったいないことになります。靴を変える、道を変える、速さを変える、時間を変えるなどで変化をつけたいところです。

また、デスクワークの人は1日のうち連続して座っている時間はどのくらいでしょうか。座りっぱなしは寿命を縮めるという研究結果はすでに有名です。

反対に、立ち仕事の人で1日に立ちっぱなしの時間はどのくらいあるでしょうか。こちらも立っているので健康によさそうですが、「～しっぱなし」であり同じ姿勢が多くなります。立っていても体を動かさないのであれば、あまりいいとは言えません。座っていても立っていてもよいのですが、20分や30分に一度などでよいので、違う動作をして、～しっぱなしにならないように防ぎましょう。

7　ルーティン化、非ルーティン化

健康づくりはルーティン化したほうがうまくいきます。もっというとルーティンだと意識しないくらい習慣になっていることが理想です。毎日のように新たな健康情報を目にすることが日常茶飯事ですが、自分で考えて判断できるようになっておけばそれらに惑わされないでしょうし、新たによいものがあればルーティンや習慣を微調整しながら取り入れていくことができます。

ルーティンは決まった行動のことを言いますが、健康づくりに関しても有効です。例えば次のようなルーティンを紹介しましょう。

・毎朝、自体重のスクワットを30回
・昼食後、仕事場の周りを15分ぶらぶら散歩
・毎週水曜日と土曜日は、ジムで1時間運動
・ジムで、筋トレ5種目・トレッドミル15分速歩き・ストレッチ30分

これだけルーティンができていれば、超優秀です。ジムに行かなかったとしても健康づくりのた

めの運動はルーティン化できます。さらにこの内容を一部掘り下げていきます。

○毎朝、自体重のスクワット30回

筋トレーニングの種目を、どうしても1つだけに絞れと言われたとき、トレーナーの誰もがベスト3以内に選ぶと思われるスクワット。これ自体を選んでいることは正解です。回数を30回1セットで固定したとして、スクワットは次のような豊かなバリエーションを考えられます。

左右足のスタンスの広さ（腰幅・肩幅・さらに広く・ガニ股）

しゃがむ深さ（浅く・半分まで・しゃがみきるまで）

重心のかけ方（左右対称・左右どちらか・つま先中心・足裏全体・踵中心）

スピード（ゆっくり・速く・ゆっくりしゃがむ・ゆっくり戻る・戻るときにジャンプ）

腕のポジション（胸の前で伸ばすか組む・頭の後ろで組む・バンザイする・前に伸ばす）

○ジムでの筋トレーニング（種目を固定したとして）

順番（右回り・左回り・空いている順・下半身から・上半身から・体幹から）

重さと回数（重めで5回・余裕のある10回・ギリギリできる20回・軽く30回）

可動域（動かせる範囲全部・一部だけ・上半分・下半分）

スピード（普通・ゆっくり・速く・止める）

○外の散歩やトレッドミルでの速歩き

コース（右回り・左回り・往復・平たんなアスファルト・階段あり・坂あり・丘陵あり）

履物（革靴・厚底シューズ・薄底シューズ・ウォーターシューズ・サンダル・裸足）

その他（音楽を聴く・プレゼン練習をする・食事のメニューを考える・ほかの人と喋る）

いかがでしょうか。ルーティンとして行うメリットは、きちんとした性格の人にとっては快感であり、こなすことで心が整います。また、疲れ具合なども相対的に評価できます。

しかし、同じ動きを積み重ねることで体の同じ場所に繰り返し負荷がかかって疲労がたまり、体を痛めるリスクが上がります。またその動き以外でうまく対処することができにくくなります。

目的を変えずに、大枠はルーティン化している内容のままその中身のバリエーションを非ルーティン化すれば、いいところどりできます。

これらの選択肢がすぐ頭に浮かぶのは、トレーナーかすでに長いトレーニング経験を持った人でしょう。最初は難しいと思うので、例えば正12面体などのサイコロに、12個のバリエーションを記して、毎日転がした結果のものを行うことです。毎朝スクワットを30回するルーティンはこなすけれど、その中身は日によって変わるということです。サイコロのように最終決定者が自分でない環境にすることで、ゲーム性も出てきます。

またまじめな人ほど真剣に考えてしまい、続けることがプレッシャーになるような盛りだくさんの内容や綿密すぎる計画によって、ルーティン化そのものを崩してしまうことのないように気を付けましょう。

これまで全く体を動かしたり運動することを意識してこなかった人は、ちょっと自分を甘やかしているかな？　という程度から始めます。これまでゼロだったわけで、やらないよりはよっぽどマシなのですから。

8　着替えない、汗をかかない

筆者はちょうど1年前から弓道を始めました。ずっとあこがれていたのですが、ようやく一歩を踏み出すことができて、試行錯誤しながら楽しんでいます。

弓道は激しい動きがないのですが、静かな動きの中にも体全体に力を入れるタイミングがあって結構疲れます。矢を放つ一歩手前で静止している状態を会（かい）と言いますが、止まっていても筋肉にしっかり力が入っています。

体幹を動かさず、体の中心に力を込めているのが正解なのですが、筆者のような初心者は弓を引くことばかりに気をとられ、肩や腕、指に力が入ってしまいます。いずれにせよ見た目に動かないけれど筋肉に力が入った状態を、筋収縮様式では「等尺性収縮（アイソメトリックコントラクション）」と言います。

動きが少ないぶん、筋肉を痛めるリスクを低めに抑えられる収縮様式です。じっとしていても筋肉に力が入っていますので、疲れるわけです。

さて弓道は弓を引くとき、道場内は袴を身に着けた道着で行わなければなりません。精神的な要素が含まれる「道」ということもありますが、矢は殺傷能力がある凶器ですので、矢や弦がボタンやアクセサリーに引っかかったりするリスクを排除する意味合いもあるでしょう。道着も憧れでしたので、身に着けるのはいいのですが、運動ととらえると毎回の着替えはとても面倒に感じます。それでも着替えようと思うのは、健康づくりではなく、趣味としてとらえているからなのだと感じます。

さあ健康のために体を動かそう！　と、あえて時間をつくって運動を始めようとする人にとって大きなハードルの1つが、身に着けるものではないでしょうか。ウエアだけでなく、キャップやシューズなども考え始めると、まず始める前にスポーツ用品店に行っていくらつぎ込まなければならないのか……と尻込みしてしまいます。また正解がわからないので、インターネット上で調べたりジムなどに行くと人と比べてしまったり、となってしまいます。

ジムでは入会者向けにどんな服装がいいかをアドバイスしてくれるところもありますが、ひと言で動きやすい服装と言っても悩みます。確かにスタイリッシュなほうが気分も上がります。これが筆者の弓道のように趣味になっていけば、ヨガウエアブランドの新作をチェックしたり、何足もシューズを用意したりと、楽しみの1つになるのですが。

確かに動きやすい服装のほうがいいとはいえ、それを考えることがハードルになるのなら、着替えることなくいつもの服装でよいのではないでしょうか。かつてトレーナーとしてジムにいたときに入会された高齢男性が、お孫さんの名前入りの学校用体操服と体育館シューズに身を包んで運動していたのを見かけたとき、自分の中での常識が変わったショックとともにかっこいいなと感じたことを思い出します。

動きやすい服装と言われるわけにはもう1つ、運動は汗をかくという考えによるものがあるかもしれません。体を動かした結果、汗をかくのは絶対でなくて、そういう種類の運動をするからです。

体温を一定に保つ恒常性によって体が熱くなるような動きをすれば、体は発汗によって体温が上がらないように調節します。発汗以前に、もともと皮膚からは常に水分が蒸発しています。汗が出ない程度の運動であれば着替える手間が1つ減りますし、運動後のシャワーなどを浴びなくてもいいわけです。

またプールはリゾートでない限り、水質維持のために化粧をすべて落として、キャップをかぶり、危険防止のためアクセサリー類を外すのが定番です。また水着はどうしても肌の露出が多くなります。そのため、ジムの会員で「プールを使いたいけれど恥ずかしいから、もう少し痩せてから使う」という話を何度聞いたかわかりません。本末転倒であり、ジムに来ている目的がわからなくなってしまうのですが。

趣味になっている人はさておき、何とか健康づくりの運動を生活に取り入れたいと考えている人には、着替えなくてよくて、汗が出るほどではない程度の運動をお勧めします。これなら思い立ったときにすぐできますからね。大型ショッピングモールの館内を歩くだけでいい運動になることから、歩数を稼ぐことでポイントにつながる催しもあると聞きます。これなら天候や気温を気にすることなく、ウインドウショッピングが適度な運動の1つになります。

9　がっつりやるなら休養を

体を動かすことが趣味になっている人は運動へのハードルが低く、すでに習慣になっています。しかし運動が楽しくて続けている人は、趣味が過ぎてしばしば体を痛めてしまうことがあります。ランニングで膝関節の半月板を痛める、筋トレーニングで急性腰痛（ぎっくり腰）になる、草野球で肩の腱板に炎症が起きる、ストレッチしすぎて太もも裏が軽い肉離れを起こす、早朝に散歩したいから、早起きするために5時間睡眠にして風邪をひく、などといろんなケースがあります。

しかし当の本人は競技スポーツのように最高のパフォーマンスや選手生命までは気にしないので、楽しいゆえに何とかだましだまし続けてしまいます。整形外科に行って治療しながら様子を見て動きまた痛める……。しまいには医師から「ジムに行くからケガするんですよ」とお叱りを受けた人も多く見てきました。そしていったん痛めてしまうと、特に25歳を過ぎた皆さんはどんどん回復が遅れますので時間もかかります。

好きだから、楽しいから休んでいる暇なんてないのです。わかります。みんな笑いながらケガ自慢、痛めた自慢で話に花が咲きます。もし体がよく動く状態でいながら趣味として楽しめたらもっと楽しいのに、もったいないなと感じずにはいられません。筆者もこの状態をずいぶん長いあいだ経験し、最近やっと、やりこむのを我慢してでも体を痛めないほうがよい！というトンネルの向こう側に抜けられました。睡眠不足が続くと、その状態が普通だと勘違いするのと似ているかもしれません。

運動・栄養・休養を思い出しましょう。運動に力を注ぐならば、栄養も休養も一緒に考えて力を注ぐ必要があるでしょう。休養は大きく分けて、完全休養と積極的休養の2種類があります。

完全休養はその字の通り、何もしない（何も体を動かさない）休養です。起きてはいるけれど、ソファでゴロゴロしたり、静かに本を読んだりすることです。ボーっとすることが時間の無駄に感じることもあると思いますが、あえて戦略的にボーっとするのです。体を動かしていないときでも心臓は動いているし、血も流れています。酸素や栄養を疲労している細胞に供給しているわけですから、ほかにパワーを使わずにまずは回復の門を開いてあげましょう。

この次の段階に積極的休養があります。積極的に休むのかと思いがちですが、軽く体を動かすことを表します。ストレッチや散歩、体操などをイメージしてください。日ごろ激しい運動をしている人は、相対的に考えて軽いジョギングをしても積極的休養になるでしょう。筋肉をトレーニング未満の強さで刺激して血流促進することでより回復を促します。

湯船に入るのは完全休養と積極的休養のあいだくらいかもしれません。また睡眠は完全休養の中でも外せないものです。脳の回復も含めて、睡眠でしかなかなかできない回復もありますので、睡眠を削ってサウナで血流促進するのは効率が悪いですね。

仕事をしていてもしていなくてもある程度の時間を費やして行う運動は、どんなに多くても週3回までにしておくことが賢明です。イメージは運動した日の間隔を中2日として、初日は完全休養、翌日は積極的休養にあてます。ただし、健康づくりのために体を動かす程度の運動を実践している人は、毎日のほうがいいでしょう。

この辺のさじ加減は、運動強度だけでなく人によって大きく変わります。フルマラソンが好きな人で、大会で42キロメートル走った翌日にはすでにケロッとしていて、筋肉痛もなく10キロメートル走るという人もいます。筋肉痛すら出ないということは、その人にとってフルマラソンのような運動に対する耐性がかなり強いということです。

しかしながらトップクラスの競技選手は、一度大会に出場したら次の大会まで2か月以上はあけるという話を見聞きします。本人が大丈夫と思っていても、体は回復していないので、記録を求める選手にとっては万全な状態にはならないということです。疲れていると感じない人でも、戦略性をもって休むことは大切と言えます。

また疲労は使った筋肉やエネルギーの枯渇だけでなく、脳も関係していると言われています。脳と体はつながっていますから、当たり前と言えば当たり前なのですが。体が疲れているのに脳が感じていない場合だけでなく、逆に体はまだ余裕があるけれど脳が疲労信号を発生しているということもありうるでしょう。

自分の感覚を信じつつ、物理的に2日以上休むということを決めたほうが、運動が楽しくてやめられなくなった人に有効な手段です。

ジムに毎日通うことが趣味になっている人は、ストレッチだけの日、湯船につかるだけの日、誰かとおしゃべりだけの日、プールで歩くだけの日をあえてつくり、積極的に休んでいることを自画自賛しましょう。

10　80歳までやれるものを基準に

健康づくりの行動は、続けないとあまり意味がありません。そんなことはほとんどの人はわかっていますね。25歳を過ぎたころから、体の機能は衰えていきます。例えば45歳までは20年ありますが、20年×３６５日＝７３００日。このように毎日に分解して考えると、25歳時点で階段の１段飛ばしが楽にできる状態から、できなくなるまで毎日１／７３００ずつ衰えていくので、徐々に下降する体力に気づきにくく、あるとき突然「あ、１段飛ばしがきつい」となります。

いま週に３回10キロ走っている人が、80歳で同じようにできるでしょうか。中にはツワモノもいると思いますが、ほとんどの人が難しい状況になっていてそれが当たり前です。健康づくりのために体を動かしたり、運動する手段は、２つの種類で考えたほうがいいと思います。１つは、現時点で楽しいと思う方法。もう１つは、80歳になっても、少し強度を変える程度で続けられる方法です。

トレーナー時代、こんなお客様の声をききました。

「もう60歳になったから、格闘技系プログラムについていけなくなったし、そろそろ（クラブを）辞めどきかな」

「速歩きをやっていたけれど、75歳になったら以前のように速く歩けなくなったので退会します」

なんと悲しいことでしょう。よく考えればわかるのですが、筆者からすると「それは当たり前」なのです。体力面でいうと、今までできていたことができなくなるのは、加齢に伴う自然なこと。でも、そう思ってしまうのは、一時的な喪失感によるものです。できていたことができなくなるのは悲しいですから。だからと言って体を動かすのをやめるのと同じ土俵で考えてはいけません。

その時点でできることをする、つまり変化させていくことができれば、このような悲しい思いになりません。いつでもできるような、体を軽く動かす程度の方法を知っておくことです。2つの世界でバランスをとっていれば、悩むことはなくなります。

例えば、それぞれの年齢で続けられることは次のとおりです。

〈60歳で続けられること〉

・筋トレーニングで、ベンチプレスの記録を伸ばす

・シティマラソンで10キロメートルの記録を伸ばす

〈80歳になっても続けられること〉

・寝る前のストレッチ、1日5分の瞑想、ラジオ体操

続けなければあまり意味がない。わかっちゃいるけれどうまくいかない人は、このように2つの世界を持っておいて、行ったり来たりすればよいのです。

筆者は毎朝「プランク」という体幹を刺激する種目を連続5分間だけやっていますが、これが30年後の80歳になっても続けられるものなのかはまだわかりません。

【コラム】フルマラソンは健康的か

フルマラソンと言えば、42・195㎞。この中途半端な距離は1924年、8回目のオリンピックからで、スタート・ゴール地点を決めるときにその場所を優先した結果のようです。フルマラソンを走ると、最後の2・195㎞が精神的にも体力的にもぐっとのしかかってきます。

走る人がよく基準にするのは1㎞走るのに何分かかるかという目安です。「キロ6分」ならば、1㎞走るのに6分かかり、1時間でちょうど10㎞となります。42㎞までは単純計算しながら走れますが、最後の最後で計算しにくいラスト2・195㎞が曲者となります。

42㎞を一般道を使って車で移動すると、1時間ほどかかります。それを人間の脚だけで走るわけですから、それはそれはつらい時間になります。時速4㎞（ふつう）で歩いたとしても10時間以上費やします。

現代人にとって、あえて約42㎞を「走る」のは、体に大きな負担がかかり異常です。健康づくりの範疇を超えた強度の運動となり、健康によいとは言えません。もちろん毎日42㎞を走るわけではないでしょうが、疲れが何日も残ることだけをとってみても、健康への悪影響が理解できます。

それでも全国でフルマラソンの大会が開催されて、1万円前後の参加費を払ったり抽選会を経てまでチャレンジする人が多いのはなぜか。

これだけの長距離を走り切った充足感、途中の葛藤を超えられた満足感、苦しみを超えてゴールしたときの喜び、一緒に練習したり参加する仲間との交流。こうした心の栄養になるようなメリットがあるのです。

30㎞を過ぎて「もう絶対フルマラソンなんてやらない」が、ゴールして1週間たてばすでに「次はどの大会にしようかな」に変わる理由もうなずけます。たいてい、最初は完走することが目標。次に記録を伸ばすこと。

これが頭打ちになると途中で水分補給や補食ができるエイドが充実していたり風光明媚なコースが楽しめるような視点で大会を選んだりします。

また100㎞の大会に挑戦したり、トレイルランなど平地でない分野にベクトルが変わったりします。そして特に、一緒に楽しめる仲間がいることがいいです。直接の知り合いがいなくても、大会に参加すれば同じ目的の人がたくさんいるので楽しいのです。

フルマラソンは趣味として心にはいいのですが、体に悪いので、しっかり栄養と休養も意識することが肝要です。

フルマラソンを走るということは、ほとんどの人が2時間以上走るわけです。走る動作は歩くよりも垂直運動の要素が増えますから、内臓も上下に動きます。これによって内臓も疲れます。走った後に内臓に負担がかかりやすいようないわゆるスタミナ系の食事をするよりも、おかゆなどのやさしいものにしてあげるほうが、回復には効果的と言われています。

第5章　寝ること

1　多くの人は睡眠不足

「ああよく寝た。スッキリだ」
「気持ちのいい朝だ、最高！」

眠りから覚めた瞬間からこんな風に元気で満足感のある心身の状態になっているでしょうか。スマートフォンで設定した枕もとの目覚まし機能で起きて、何とか目を開いて這うようにしてトイレに行き、ない食欲を振り絞ってなんとかコーヒーなどを飲んで、30分くらいしてようやく目が覚める。出かけるころにはシャキッとしているので朝というのはこんなもの。そんな生活を送っていないでしょうか。

ヒトにとって睡眠は必要だ、睡眠をしっかりとるとこんな効果がある、睡眠が不足するとこんな弊害があるといったことはわかっているのですが、ヒトがなぜ眠るのかという、一見単純な問いに対しては、まだわからないことが多いと言われています。

ああよく寝た、寝てないからしんどい……。自分の経験や他人の会話などでもわかる通り、寝ることが必要だということはどんな人でも体感していることでしょう。

ＮＨＫの国民生活時間調査のデータを見ると、日本人の睡眠時間は１９６０年は8時間13分だったのが、２０２０年には7時間12分に短縮しているようです。22時までに寝ていたのは、１９６０年が60％超に対して２０２０年は25％です。睡眠時間が減っていて、起きる時間は変わらず遅く寝ているということでしょう。

社会の大部分が回り始める朝は時間が決まっている場合が多く、比較的自由が効く夜に短縮の波が偏るのかもしれません。筆者の周りでも「８時間以上寝ています」「睡眠は意識して確保しています」という人は、ほとんどいません。また同調査データによると、土曜日は７時間46分、日曜日は８時間２分です。平日に比べて土日のほうが長い傾向にあります。

世界的にみると勤勉だと言われる日本人は、これまで、睡眠は休んでいるので働いていない、努力していないなどというイメージを想起させていた可能性があります。昨今ではようやく様々なエビデンスが知られるようになり、睡眠はしっかりとったほうがいいんだなあ、睡眠を大切にすると生活の質も上がるんだなあ、というイメージが浸透しつつあります。

しかしまだ、健康や睡眠に対する感度が高く、関連したニュースをチェックしている人に限られてるのではないでしょうか。

誰しもそうですが、興味がなければ一向に気に留めないからです。少しの睡眠不足では、日常生活に目立った差が表れることなく過ごせてしまいます。微々たるパフォーマンスの違いや、それが長期間積み重なったときの心身への影響を知るには、関連する研究のエビデンスを知って、自分で判断して行動に起こすことが有効です。そうでないと、知らぬ間に集中力など本来のパフォーマンスを発揮しきれていなかったり、体重が増えたり、認知症が早まったりする可能性が高まります。

健康づくりのポイントである、運動（血流促進、筋刺激、バランス調整）栄養、休養は、記録として結果がわかりやすいスポーツ競技の分野でも同様に重要です。誰もが知っているようなトップクラスの選手であれば、各コーチが運動だけでなく栄養や休養もサポートしているからいいのですが、地域のクラブチームや学校の部活動では、家に帰ってからの食事や休養などの行動まで管理することは、なかなかできていないでしょう。インタビューなどで「しっかりトレーニングを積んだので……」という表現を見聞きするたびに、栄養も休養もトレーニング内容に含まれていますか？と確認したくなるのです。

食事については後述するとして、休養の際たるものである睡眠は、日常的に足りている状態ならそれが普通になります。しかしどうやら、少しの睡眠不足が続いたとしても、自覚的に眠気を感じなくなってそれもまた普通になってしまうとのこと。慢性的な睡眠不足の人は、本来のパフォーマンスでない状態を普通と感じてしまい、長い目で見た不調のリスクが高いのです。

今のところ、6時間睡眠で十分だという人はほとんどいないようです。毎日6時間睡眠の人は本当はもっと必要なのに気づいていないということになります。8時間寝るくらいなら、その差2時間を好きなことに使いたい。というのもよく聞く話であり、理解できます。

6時間睡眠で、もっとわかりやすい生産性の低下や体の不調が現れればよいのですが、そうではないのが悩ましいところ。6時間で睡眠が足りているというのは、まやかしの可能性が大きいのですが、睡眠の大切さを知りながらそれでも寝る時間がもったいないから削るという人は、そういう選択をしたということです。運動、栄養、休養については、すぐに効果があってそれが自動的に長続きするというものをこれまで見つけたことがありません。ということは、細くてもよいから長く続けるために知識をたくさん取り入れて、自分で考え判断する、理性的な部分が必要になってくるということです。

小学校の夏休み、１日24時間の過ごし方を円グラフに書き込んだ記憶があります。24時間は誰にでも平等に訪れますので、できるだけ活動しようという視点でつくろうとすると、睡眠時間は削られる対象になるのではないでしょうか。多くの人にとっての日常はこの視点だと思います。

もし、睡眠時間を例えば８時間必ず確保するという視点でつくるとどうなるでしょうか。日中仕事をしている人が８時間勤務を削る対象にできないのと同じようにです。そうすると、１日のやっていることリストから捨てるものをつくらなければなりません。捨てるもの、結構あるはずですがいかがでしょうか。

２　睡眠不足が引き起こすよくないこと

筆者が以前に取得した睡眠健康指導士の研修では、１９８６年に起こったチェルノブイリ原子力発電所の事故とスペースシャトルチャレンジャー号の爆発事故が取り上げられます。これらの事故は原因が複合的であり１つに絞りにくいのですが、その複合要素の１つに睡眠不足があったとの見解があるようです。

端的にいうと、睡眠不足によりパフォーマンスが低下して個々の判断力が低下した状態だったということです。ハインリッヒの法則の通り、1つの重大な事故の背景には、29の軽微なトラブルと300のヒヤリとしたりハッとしたりすることがある中で、睡眠不足はその発生確率をよくないほうに上げるとされています。

人の命がかかわっていたり国家級の事故に関係することだけでなく、メールやラインの送信間違い、目の前の人の名前が思い出せない、何もない道路で躓く、すぐにイライラする、というような一見些細なトラブルに睡眠が関わっているとしたらいかがでしょうか。交通事故リスクのピークは午前3時、作業事故のピークは午前2時頃です。日中であれば午後2時頃が多めで、まさに眠気の（覚醒度が落ちる）リズムと同期しています。

非営利研究機関 RAND Europe analisis の調査によると、睡眠不足の経済損失をGDP（国内総生産）比で見た場合、日本は2・92％で米国、カナダ、英国、ドイツの中で最大となり、その損失は15兆円にもなるそうです。また日本では年間60万日超の労働時間を損失していると推定されます。睡眠が平均6時間を下回る人は7～9時間の人に比べて、死亡リスクが13％高くなるともいわれています。

国家の経済効果と自分の健康は関係性を見出しにくいのですが、睡眠時間が短いということは起きている時間が長いので一見多くのものを生み出しているように見えるけれど、時間換算では労働時間を失っている。つまり生産性が低くなっているということです。働く時間が同じであれば、寝たほうが働く質がよくなるということですね。

また交代勤務をする人は、不眠症、うつ病や心臓病の有病率、前立腺がんや乳がんの発生率が高くなるので、そのコントロールが注目され、対策がなされています。睡眠は「昨日は残業で遅くなってあまり寝られなかったから今日は早く寝よう」「今週は頑張ったから明日の休みは昼まで寝るぞ」というような方法で簡単にリセットできる甘いものではありません。パフォーマンスが落ちていることに気づきにくく、長期的に有病率・死亡率が高まる睡眠不足。ますます気を付けたくなります。

3　睡眠充足が引き起こすよいこと

しっかり寝たほうがよいことは誰もがわかっていると思いますので、あえて睡眠が十分にとれているとどんなよいことがあるかは言わずもがな。できれば睡眠不足の人がそれを自覚するとともに自分で考えて行動に移せるようになることまでを望みますので、いくつか具体的にご紹介します。

まず、神経系の中枢で体の情報のフィードバック中継地点である脳が主に休養できるのは睡眠中と言われています。細胞で代謝した後に排出される老廃物は血液やリンパ液にのって濾過や解毒に向かうのですが、脳はいわゆるこのリンパ系統がなく、代わりに脳脊髄液が担っていると言われています。リンパ管は自力でリンパ液を運ぶことができませんので、少しずつ流れに押されたり、骨格筋が物理的に動くことで動いて運ばれます。

脳脊髄液は６時間で１巡、つまり１日に４回入れ替わると言われていますが、脳の中でしっかり流れを起こすには脳内グリア細胞の睡眠中の作用が重要といわれています。つまりしっかり寝れば脳の掃除が行われるということです。脳の汚部屋化を防いでくれます。

成長ホルモンは、第二次性徴期に最も多く分泌されますが、減少するといえど、大人になっても分泌されます。なぜなら成長ホルモンは骨や筋肉をつくり、中性脂肪を分解する役割があるからです。骨や筋肉だけでなく、体は常に代謝して更新されて1年後に残っている細胞はありません。常に体をつくるために必要な成長ホルモンですが、もっとも分泌される時間帯は睡眠中です。寝はじめて最初の深い眠りであるノンレム睡眠で分泌がピークとなるため、どれだけ睡眠の質を高められるかが大切になりそうです。成長ホルモンは体の成長や組織の損傷の回復に関わるために、睡眠障害の子どもの身長が伸びにくいのも頷けます。

コルチゾールというホルモンは血糖値のコントロールや代謝を促して抗炎症作用も担っています。先ほどの成長ホルモンとは違い、起きる前の朝方に分泌が最大になります。睡眠がこのホルモンを正常に分泌させるのですが、睡眠の質だけでなく量（時間）も関係してきそうです。コントロールがうまくいかずコルチゾールが過剰に分泌されても、本来の役割が弱くなってしまいます。コルチゾールはストレスホルモンでもありますので、逆に免疫が落ちたり体重が増えやすくなることがあります。

また睡眠は記憶機能と関連するという話は聞いたことがあるでしょう。何かを記憶した後に睡眠をとると、その記憶は固定・維持されるだけでなく、飛躍的に向上するといわれています。

例えば楽器演奏のような技能的な記憶の向上は、練習によるものと睡眠によるものがそれぞれ独立した過程だとわかっているので、たくさん練習してしっかり睡眠をとると効率が上がります。

4　睡眠時間と睡眠の質

睡眠は大切であることはわかっているけれど、どう寝たらよいのかわからない、という人は多いのではないでしょうか。適切な睡眠とは「起きたときに疲労感がなく、昼間の活動に支障がない」ことと言われます。最近では睡眠休息感や睡眠充足感という表現も使われ始めています。

この感覚にもっていくための睡眠について切り口は様々ですが、大きく質と量（時間）に分けられます。まず睡眠にはいくつかの層があります。ノンレム睡眠とレム睡眠は聞いたことがあるでしょう。

ノンレム睡眠はレム（急速眼球運動）がなく脳が休んでいます。ノンレム睡眠には、うとうとしているとき（N1）から起こそうとしてもすぐに起きないレベル（N3）までの3段階あります。昼寝は20分以内にと推奨されているのは、N3に入ってしまう手前で起きるためです。レム睡眠では体が休んでいて脳が活発に動いています。目覚ましなどで急に起こされたときに体の力が入らなくてふらついて転びそうになったならば、ちょうどレム睡眠中だったのかもしれません。

ノンレム睡眠は睡眠時間の75％、残りはレム睡眠と言われていますが、個人差や年齢差がありま す。赤ちゃんは寝ている半分がレム睡眠と言われています。よくノンレム睡眠とレム睡眠のサイクルは約９０分だから、４時間半や6時間、７時間半など、90分の倍数であればすんなり起きられるという話がありますが、あくまで「約」90分であり、その人によってかなり違いますし睡眠時間の絶対的な量がないと本末転倒です。

３時間だと明らかに足りないということです。また気を付けたいのは、ノンレム睡眠が「深い」睡眠でレム睡眠が「浅い」睡眠であるという認識です。レム睡眠だから浅い、つまり睡眠の質が悪いと考えがちですが、ノンレム睡眠、レム睡眠それぞれ担っている役割があるので重要度に差はつけられません。

5　自分に合った睡眠を見つけ出す

睡眠時間は個人差だけでなく年齢でも生理的に必要な時間が異なります。生まれたての赤ちゃんは1日17時間ほど寝ていますが、小中学生あたりは9時間程度、そのあとは8時間程度と言われています。また代謝リズムの位相も異なり、若いうちは遅くまで起きていられて、朝も遅くになります。登校のために子どもを起こすのがひと苦労なのはこのせいもあるのでしょう。

このように睡眠時間を具体的に数字で示してしまうと、小学生は9時間寝ないとダメ、大人は8時間寝ないとダメ、という風に考えてしまいがちになります。睡眠に限らず、健康づくりの明確で具体的な正解のかたちを本書で示すことはできませんし、ナンセンスです。

トレーナー時代に経験したことだけを考えても、それだけ個人差が大きいものだと感じます。試行錯誤して自分に合った睡眠時間や質の確保を見つけていくしかないですし、一度見つけてもそれがライフステージによって変化する可能性もあります。

自分に合った睡眠を見つけるには、まず量（時間）に取り組んでみましょう。目覚ましではなく、自然に起きるまで寝ることを1週間ほど続ければ、もし睡眠不足だった場合、最初は長時間寝ていたのにだんだん短くなってきてある時間で落ち着きます。それが適正な睡眠時間と言えます。そこまでしっかり取り組むことがしにくい人がほとんどでしょうから、まずは目覚ましを使いつつ、8時間睡眠を1週間続けてみる、という感じで試してみるのもよいでしょう。

睡眠休息感や充足感を得るには、絶対的な時間数とともに朝方のレム睡眠が多いまどろみ時間がしっかりあることが大切です。ここのチャレンジで悩む人が多いのは、睡眠時間を確保するために捨てなければならない他の行動が脚を引っ張ることです。

毎週観ているドラマ、ＳＮＳのチェック、読みたい漫画……。1日の終わりに自分を取り戻すため、あるいはストレス解消のためと思ってしていることを総点検しなければなりません。自分がどれだけ健康を重要視しているかを確認するチャンスでもあります。自分に合った睡眠時間（自分が確保したい睡眠時間ではなく）つまり健康のためにベストな自分の睡眠時間がわかってきたら、次はその質についても考えていきましょう。

睡眠の量と質を確保できたとき、起床時や日中のスッキリ感を味わうことができます。これが本来の心と体の状態なんだと気づけることでしょう。

6　視交叉上核への刺激と、夕方以降の非刺激

朝の光をあびてスッキリ起きましょう。こんな表現がありますが、どうやら科学的にも理にかなっているようです。私たちの脳内には、視交叉上核（しこうさじょうかく）という場所があり、ここで体内時計のコントロールをしています。コントロールの中枢の役割があり、その調整をするスイッチとなるのが光なのです。もはや常識になっていますが、体内時計は1日の基準の24時間よりも少し長い25時間弱ですので、光などによって体内時計の調整が行われないと、実際の時間と体が感じる1日のサイクルがずれていきます。

これを毎朝リセットするのが、視交叉上核です。朝の光によってリセットした時間から、14～16時間すると、脳の松果体という場所からメラトニンというホルモンの分泌が始まり、手足の末梢部からの放熱が盛んになります。

つまり朝の時点で夜の睡眠に向けた時間割が組まれるので、何時に体を起こす＝体内時間をリセットするかが、重要なのです。明るさの単位であるルクスで見ると、体内時計をリセットするには２５００ルクス以上あればよいとされています。

晴れた日の屋内の窓際は３０００ルクス、屋外は曇りでも1万ルクスありますので、あまり神経質に光を浴びなければいけないと考えなくても、起きたら窓を開けること、午前中の早い時間帯に外出することなどを心がけましょう。

窓際でない室内は数百ルクス程度ですので、起きてもカーテンを閉めたまま在宅していると、体内時計のリセットがスムースに行われない可能性があります。

また、脳が光に影響するとなると、夕方以降に強い光を浴びたり、たとえ３００ルクス以下の低い照度であっても長時間さらされていると睡眠に必要なメラトニンの分泌が抑制されてしまいます。朝にしっかり光を浴びても、夕方以降の過ごし方でせっかくの時間割が崩れてしまうことになりかねません。

体内時計コントロールの中枢である視交叉上核以外にも、食事や運動が時間調整の一助となっています。食事をすれば内臓の筋肉である平滑筋が動きますし、運動は骨格筋を動かして心臓の筋肉である心筋の動きも活発にします。これらが体を起こすことにつながるというわけです。筋肉を動かすことの意味がここでも感じられます。朝ごはんをしっかり食べることも体内時間の観点からよいのが改めてわかります。

夕方以降の強い光は、睡眠にとって避けたほうがいいと言いましたが、そのほかにアルコールやカフェインなどの刺激物を摂取したり、運動や仕事など交感神経が高まるようなことをするのも、可能な限り避けたほうがよいです。

運動は体にいいはずなのに睡眠にとっては障害になることがあるということで、夜しか運動のタイミングがない人はどうすればよいか迷ってしまいますね。交感神経が高まる種類の運動は午前中から昼にかけて済ませるのがおすすめで、夕方以降はストレッチなど副交感神経が高まる種類を選択するなどの工夫をしてみましょう。

本当は夕方から20時くらいまでが1日のうちでいちばん体が動く時間帯なのですが、スポーツなどでパフォーマンスを追求したい人でなければ、パフォーマンスよりもリラックスです。睡眠を主軸に1日のスケジュールを考えると、まずは起きる時間や環境から考えることになり、食事や運動も付随して意識するというように、生活全体が整ってきます。

7　戦略的に寝る

では、具体的に睡眠を主軸とした場合の1日のスケジュールについて、一例を見ていきましょう。前提として、日中に仕事をしている人で自分に適した理想的な睡眠時間がわかっている場合とします。ここでは8時間としました。考える要素は、①起床時刻、②食事、③運動内容と時刻④入浴⑤睡眠環境、くらいに分けます。

①起床時刻

睡眠時間を8時間とすると、起床時間が決まれば就寝時間も決まります。6時起床とすると前日は22時に寝ます。6時に起床すれば日勤の仕事をしているほとんどの人は、始業に間に合うでしょう。朝の光を浴びられる環境であれば、しっかり浴びます。前述の通り光と言っても太陽を直接見る必要はないので、カーテンなどを開けます。

②食事

朝食は起床後すぐではなく、30分程度間をおいてからのほうがよさそうです。真っ先に取りたいのは水分です。朝食を軽く済ませるとたんぱく質が不足しがちです。たんぱく質は１日に摂取したほうがよい量があるのですが、食いだめできないので食事のたびにまんべんなく摂取するほうがよいようです。

朝食をしっかり摂る気になれないのは、夜に食べ過ぎていることが多いです。起床時にお腹が減っている状態にするためには、夕食の内容と時間をどうすればよいかが自ずとわかってきます。

③運動内容と時刻

前述の通り、交感神経が高まる種類の運動は午前中から昼に、夕方以降に行うのであれば、副交感神経が優位になる種類の運動を行います。そんなこと言っても、仕事終わりにしか時間が取れない、ジムに行けないという人もいるでしょう。体を動かすことはとても大切なのですが、睡眠の優先順位を高く考えるならどうするかということです。

交感神経を高める運動でも、ウォーキングや体操くらいであれば、影響は軽微でしょう。あるいは趣味としての激しい運動をすることがストレスを解消できてすっきり寝られる、という感じ方もあり、人それぞれです。

ただし、寝入りばながよくても質が悪くなりやすいです。これはいろいろ試してみるしかありません。仕事終わりの夜に趣味の激しい運動をしながらも、あまり寝つきがよくなくて睡眠充足感が低い……と感じるならば、睡眠導入剤に頼る前に、やり方を変えてみましょう。

④入浴

シャワーや熱い湯船につかることは、交感神経を優位にします。睡眠の観点から考えた場合リラックスして気分が落ち着くことや体の放熱を助けたほうがよく、あまり熱くない湯船にしばらくつかるというのがおすすめです。

熱さの好み、感じ方（加齢によっても変化する）、汗がにじむまでの時間なども人ぞれぞれです。体温が少し上がれば、その後の放熱の助けになるので、汗をたくさん出すほど長くつかる必要はないでしょう。また入浴後から体温が下がるまでは少し時間がかかります。最低でも睡眠の1時間前には済ませておきたいものです。

⑤睡眠環境

睡眠時間が確保され、睡眠時間までの行動が整っていれば、寝る場所の環境づくりにも気を配りたいもの。多くの情報があふれていますが、ここでは2つ提案します。

1つは目覚まし時計です。本来はこれを使わないで起きることが最もよいと思いますがなかなか難しいでしょう。スマートフォンやタブレットには目覚まし機能がありますが、外部とインターネットでつながる環境がありますので、SNS等やニュースをみることができます。我慢したいところですが、提供側は行動経済学に基づき高度な方法で私たちを誘惑します。これに触れないでおくには、これらの電源を切るだけでなく物理的に寝室から遠ざけるのが効果的です。目覚まし機能だけの時計を利用して、外部とつながりがない空間を確保しましょう。

２つ目は照明です。寝室は寝るためだけの部屋として、布団やベッド以外はなにもないくらい、余計なものを置かない空間がベストです。よってせめて照明くらいは気にしたいものです。

前述のように光の影響は大きいため、寝るための部屋は極力明るくない照明にしたいのです。白色よりは黄色系や赤色系の暖かいものを選びましょう。賃貸物件にあらかじめ設置されている照明は、天井に直接ついているシーリングライトや、ぶら下がっているペンダントライトがほとんどです。白夜があり夜を受け入れて上手に過ごす北欧を参考にして間接照明だけにするのもよいと思います。

そのほかにも、寝る前の空いた時間に何をするかの問題があります。あくまで睡眠を主軸に置くならば、何もしないでボーっとするのがおすすめです。少なくとも光を発するデジタル機器はできるだけ避けたいところ。実際に、何にどのくらい時間を費やし、それによって自分は何を得られているのかを分析していくと、無駄に感じる時間があるかもしれません。

仕事がある日はバタバタと余裕がなくて休みの日にゆっくりできる。これまで当たり前だったこのような考えが、睡眠を主軸にすると変わる可能性があります。何かを捨てないと、新たな睡眠による恩恵は入ってきません。睡眠を戦略的に確保すること、それに付随して日常を再設計することで、仕事がある日と休みの日の差が少なくなり、どちらも活力のある1日にグレードアップするでしょう。

8　健康づくりのための睡眠指針２０１４（睡眠12箇条）

実は、日本は国を挙げて睡眠の大切さをうたっています。しかし睡眠不足だからと言って生活できないことはないし、睡眠不足が続くことでマヒして気づかなくなりますので、私たちがその重要性を感じにくいため、浸透しにくいのかもしれません。

体を動かすことと同じで長期的には影響が大きいのですが、すぐには効果もなく気づかないし続けるのが簡単ではないのです。次にあげるのは「厚生労働健康局による、健康づくりのための睡眠指針２０１４（睡眠１２箇条）」です。

①よい睡眠でからだもこころも健康に。
②適度な運動、しっかり朝食、ねむりとめざめのメリハリを。
③よい睡眠は、生活習慣病予防につながります。
④睡眠による休養感は、こころの健康に重要です。
⑤年齢や季節に応じて、ひるまの眠気で困らない程度の睡眠を。
⑥よい睡眠のためには、環境づくりも需要です。
⑦若年世代は夜更かし避けて、体内時計のリズムを保つ。
⑧勤労世代の疲労回復・能率アップに、毎日十分な睡眠を。
⑨熟年世代は朝晩メリハリ、ひるまに適度な運動でよい睡眠。65歳は20歳に比べ必要な睡眠が1時

間短くなる。
⑩眠くなってから寝床に入り、起きる時間は遅らせない。
⑪いつもとちがう睡眠には、要注意。
⑫眠れない、その苦しみをかかえずに、専門家に相談を。

これを読んではとんどの人は「そうだよね」と思うでしょう。そうはいっても難しい……と自分の生活をいい方向に変える行動を選択しないというのも、１つのスタイルですが、あくまで健康づくりの観点からは、少しずつでもよいので健康リテラシーを高めて行動してほしいと願っています。

【コラム】せっかくなら生産性を上げよう

「日本は先進国の中でも睡眠時間が短く、年間推定60万日超の労働時間を損失している」。このようなデータをみると、漠然としているとはいえ睡眠不足は生産性が落ちることが示されているのがわかります。

睡眠の量と質を高めて、残業なく１００の仕事をするか、残業を２時間してようやく１００の仕事をしてそのぶん睡眠を減らすか。大げさかもしれませんが、ここに人生の選択があります。

健康づくりのリテラシーが高く、自ら行動を起こして継続している人は、それを他人に自慢したり強制することもなく粛々と実行しています。たとえ健康的な生活を送っていても、確率が下がるとはいえ病気になるかもしれないし事故に遭遇して健康を損なうかもしれません。

しかし生きている以上は毎日を心身ともに充実させ、仕事もプライベートも持っている力をきちんと発揮できるように整えておくほうが、楽しい。睡眠を戦略的にとることが人生の生産性向上につながることは間違いないでしょう。

いやいや、そうはいってもやはり寝る時間は惜しい。こう思う人のほうが多いかもしれません。確かに少々の寝不足でも仕事を含めた日常生活は送ることができますし、都合のよいことに寝不足の積み重ねは気づかなくなるようにできているわけですから、あまり寝なくてもよいではないかと思うのも無理はありません。

また自分の体が発する声によく耳を傾けないと、睡眠時間による調子の差はわかりづらいのです。このあたりは本物の健康づくり全般に言えることで、劇的な変化が起こったり、起こそうとするものは疑問の対象になります。これまで睡眠時間そのものが短い、毎日の晩酌を欠かさずにリビングで寝落ちを繰り返す、休日は昼まで起きてこない……こんな人をたくさん見てきました。

それぞれの人生ですから全く否定するつもりはありませんが、十分な睡眠がとれてなさそうな人は、怒りっぽい、後ろ向きマインド、やる気がない、などが感じられて、少なくともいい仕事するなあ、生きかたや考え方がスマートだなあ、という印象はありません。

それから実年齢より老けて見えることも多いです。毎晩、体の再生の機会をみすみす逃しているわけですから当然かもしれません。これではまずい、そう感じた人は自分の睡眠に向き合うチャンスです。8時間なら人生の3分の1。残りの3分の2をハッピーにするための大切な時間です。

第6章　食べることと排出すること

「どうしたら痩せますかねえ」「なかなか痩せないんです」何度このような話をいただいたかわかりません。答えはシンプルなのですが、答え方はその人の背景や思いを知らない状態では判断がつかないので、返答に困ることが多いのです。

そもそも、本当に悩んでいて真剣に相談したい人も少ないでしょうから、挨拶の1つととらえることにして「そうですねえ……難しいですよねえ」とお茶を濁すのです。

おそらくほとんどの人はどうしたら痩せるか知っているはずで、それでも何とか「楽をして」理想の体になれないか（多くの人が年を重ねると自動的に太るので痩せるという表現になる）を探しているということでしょう。健康づくりと、それに大きくかかわる肥満を回避するために、食べることについて考えてみたいと思います。

1　カロリー消費を気にしすぎない

一般用加工食品及び添加物には栄養成分表示の義務がありますので、スーパーなどに行って包装されているものには、栄養成分だけでなくカロリーも表示されています。また大手チェーン店などで外食したとき、メニューにカロリー表示されているのも見つけられます。これらに意識して触れていれば、いろいろな食べ物のおおよそのカロリーを把握することができます。

日本はまだましなほうとはいえ、肥満の指標になる体格指数（ＢＭＩ：体重kg÷身長Ｍ÷身長Ｍ）が25以上の人は男性が約3割、女性が約2割です。あくまで定義なので、肥満だからすべてが悪いわけではありませんが、健康の観点からは肥満でない人に比べると病気になったり体の不具合が生じる可能性が高いということです。

肥満の人がなりやすい病気の１つに２型糖尿病があります。２型糖尿病は予備軍を含めると国内で２０００万人、つまり６人に１人です。罹患したからと言ってすぐに手術したり命がなくなるわけでもなく、何も感じないのでなかなか困ったものです。

２型糖尿病になると食事指導をされます。基本的に総摂取カロリーや糖質を抑えた食事内容を指導されますが、２型糖尿病になる人はそうでない人よりもよく食べている傾向があるので、いきなりのカロリー制限はたまったものではありません。かなりのストレスを感じるはずで、全員が素直に食事を含めた生活自体を変えられるわけでないのが厄介なところです。

私たちは栄養を摂取しないと生きていけません。つまり食べないと死んでしまいます。冒頭の「どうしたら痩せますかねえ」という質問に対する最もシンプルな返答は「食べない（食べるものを調節する）」です。食べなければ、万が一のために日ごろから体内に蓄えている脂肪などを使って何とか生きるための栄養を補充します。

食べなければ痩せますが、私たちにはそれ以外の日常があります。仕事、家事、勉強、育児、趣味などをこなしながら、どうやって落としどころを見つけるのかが難しいだけです。これを自分で考えて判断するには、健康づくりのリテラシーを上げるしかありません。それが難しければ、専門家にアドバイスをもらい、ときには指導してもらうことになります。運動をして痩せましょうというだけのトレーナーがいたら疑ってよいと思います。運動という手段は遠くて成功確率が低い提案だからです。

運動は熱量に換算できますのでカロリーで表せますが、あくまで運動しているときだけの消費カロリー予測です。1日は24時間あり、その総消費カロリーは生きるために調整されます。つまり激しい運動でたくさんカロリーを消費すれば、運動以外の時間では消費が少なくなるのです。痩せるためにカロリーを気にするのは摂取する食事であり、消費する運動はあまり当てにならないと考えてよいのです。

テレビなどで人気のダイエット企画番組は、演出上でたくさんつらい運動をさせていますので、ここまでしなければ痩せられないのではと勘違いしがちです。また食事で摂取するカロリーは体内環境によって人それぞれに作用しますので、人が違えば効果も違います。ただ運動で痩せることは難しいとはいえ、健康づくりのためには強くおすすめします。

食欲については、目や記憶が欲しがっているのか、お腹が減って欲しがっているのかを区別して考えることです。これまでの人生で、美味しいと感じたことがあるものは、それが視界に入ったときに「あ、これは美味しいものだ」と認識します。そうすると食べたい欲求が生まれます。お腹が減って食べたい、という本当の食欲のスタートではないのです。栄養が必要だという体の状態が脳へ伝わるのではなく、脳が先に栄養が必要だと早とちりしているようなものです。

私たちはお腹が減っていなくても食べることができます。ここ数日のことを（できなければ昨日から今日にかけてでも）考えてみてください。朝起きてお腹が減ってないけれど、朝食を摂りませんでしたか？　12時の昼休憩になったのでランチに出かけませんでしたか？　映画を観る前、ポップコーンを注文するために列に並びませんでしたか？

この時代に、食べ物が目に入らない環境に身を置くことそのものが難しいのですが、もし本当にお腹が減ってから、食事する行動に移せていたなら、少し変わるかもしれません。

どちらも脳によって空腹の感情がつくられるのですが、目や記憶が起点なのと、内臓の声が起点なのとの違いがあり、。後者がよいのはおわかりの通りだと思います。運動によるカロリー消費のことはほとんど考えなくてもよく、食事によるカロリー摂取に目を光らせているとよいでしょう。

2　うんこでＰＤＣＡ（計画・実行・確認・改善）

みなさんは、うんこをしますか？　ひと昔前のアイドルはしなかった（もちろん、しないというよりする印象ではなかった）ようですが、少なくとも筆者はうんこをします。皆さんもうんこをしていることを祈りつつ話を進めたいと思います。

よくたとえられますが、私たちの消化系は細長いチューブのようなもので、上の穴が口、下の穴が尿道と肛門となります。チューブの途中で消化・吸収しています。鼻や口と肺をつなぐ経路を含め、体の外と中は常につながっています。ほんとに上手にできているなと感心するばかりです。

口から入った食べ物や飲み物は、主に胃や小腸で消化吸収され、血液で全身に運ばれて生きるための栄養素に生まれ変わります。その栄養の搾りカスや細胞の代謝によってでた老廃物、腸内細菌の死骸などが水分とともに集められて、うんこになります。

半分以上は水分ですが、例えば食べ物でも質量的には水分がかなり多く水分が少なければカリカリになります。ご飯の水分量は6割、豆腐は約9割です。私たちはみそ汁などの液体を飲まなかったとしても、食べ物だけで結構水分を摂っているということですね。うんこに占める水分量が8割というのも頷けます。

うんこの生成場所は大腸です。うんこでPDCAということは、うんこを指標にしたPDCA（計画・実行・確認・改善）によってよりよい健康に向かうことを指しますので、PDCAサイクルを回すことによって自ずとうんこの質もよくなります。また、質をよくするには生成工場である大腸の環境が大切です。

よいうんこを定義することは難しいのですが、私たちが「お、今回はいい感じ」というときの状態は、人によってそれほど大きく違わないと思います。肛門の負担感があまりない太さで力みすぎずに排出されること、ある程度の塊で固形化されていてキレがよいこと。においがきつくないこと、色が程よい茶色であること（黄っぽい、黒っぽいなどでない）などです。

また洋式の水洗トイレだとわかりやすいのですが、そのときの比重によって水に浮いたり沈んだりする思います。食物繊維が適度に摂取できていれば、水に浮きます。

うんこは食べたものをはじめとして睡眠や運動、ストレスなどその他の生活全体で受けた刺激のアウトプットであり、それが自分に合っているかどうかのバロメーターになります。それぞれが複合的に絡み合うので、よいうんこにたどり着くのは簡単ではありませんが、そのぶんやりがいがあります。うんこＰＤＣＡを実行しましょう。

よい形のうんこを目指すには、まず大腸環境を考えたいところ。大腸をはじめとした内臓が元気な状態となるのに代表的な手段は、適度に体を動かしておくことと、睡眠の確保です。実際に６時間の睡眠と８時間の睡眠では、かなりうんこが変わります。たった２時間で？　と思うかもしれませんが、副交感神経優位である睡眠中は内臓が活発に動きますし、大腸のメンテナンスも十分に行われます。

次に食べ物の内容も意識したいところです。食物繊維が多めの炭水化物をしっかり摂ることで、うんこの絶対量を確保できます。また肉などの動物性たんぱく質が多い食事は炭水化物の摂取も少ないことが多いので、うんこのニオイがきつくて水に沈みやすい傾向があります。これを踏まえ、ＰＤＣＡを回すのです。実際には次のように、ＰＤＣＡの「Ｃ」であるチェック＝うんこの確認からはじめます。

①毎回のうんこ時刻を確認
②キレを確認
③ニオイを確認
④量、かたち、浮き沈みを確認

⑤昨日の食事、飲み物の量・内容・時間、運動の有無と内容・時間、睡眠時間、ストレスなどを思い出す
⑥うんこの不満足ポイントを⑤の項目から見出す
⑦当日の生活に改善点を落とし込む

これを続けていくと、自分に合う食事や生活スタイルが少しずつ見えてきます。この「自分に合う」とは自分の体にとって合うということであり、望むものとは違うかもしれません。もし自分に合う生活スタイルと自分が望むそれが近づいていくならば、毎日が幸せに感じるのではないでしょうか。

大腸については、腸内細菌がトレンドですね。私たちの体には自分の細胞よりも多い数の細菌が一緒に暮らしていて、代謝などで体をサポートしてくれています。目に見えないものですが、もちろんよい腸内細菌の状態は、よいうんこをつくります。

腸内細菌はよく土壌環境に例えられます。よい土壌は細菌や微生物がしっかり根づいていて肥料などなくても豊かな状態が保たれて、よい作物を生み出します。よい土壌は耕さなくともふかふかの絨毯のようです。うんこのＰＤＣＡを繰り返しているとわかりますが、よいうんこは、よい土壌のニオイのそれと近いものがあります。

腸内細菌は私たちと共生しているだけに生活全般に影響されます。運動や睡眠もそうですが、日ごろ食べているものの影響は避けられません。食べているもので腸内細菌の質が変わるそうなので、

例えば植物性のものばかり食べている人が動物性食品を口にすればその刺激が影響しますし、逆もしかりです。

トイレの中で本やスマホに夢中になっているだけでは、重要な生活のアウトプットを見逃すことになります。大腸の環境を整え、毎回（できれば毎日）のうんこを重要指標として向き合ってみましょう。

3　5大栄養素を意識

摂取カロリーの話がありましたが、ここではその中身について触れたいと思います。栄養素は大きく3つ、または5つに分けられることは有名ですが、おさらいです。まずは炭水化物、脂肪、たんぱく質の3大栄養素です。こちらは小学校のときからことあるごとに触れますので、よくご存じでしょう。

筆者は小学校の給食室の壁に、この3つの栄養素について表現したイラストが掲示されていたのをよく思い出します。この3つの栄養素は「ＰＦＣバランス」という割合で食べることがよいとされています。Ｐはたんぱく質、Ｆは脂肪、Ｃは炭水化物です。次のようにおおよその割合が示されています。

①炭水化物（糖質）　60％
②脂肪　25％

③たんぱく質　15％

また5大栄養素というときの残り2つは、ビタミンとミネラルです。最初の3つより食物として見えないだけにわかりにくいものですが、例えばビタミンB1が不足すれば脚気（かっけ）になりますし、ミネラルの1つであるカリウムが不足すると血圧に影響するなど、体内の調整役としてとても重要です。

これらの栄養素は食べ物から摂取できるのですが、その食べ物の内容、もっというと同じ食べ物でもその中身によって変わります。例えば40年前の野菜と今の野菜では、栄養素が変わっています。いま地球の土壌は土を耕したり多くの肥料を使うことでやせて、土自体が少なくなっていると言われています。土壌の微生物が減少して、チッソ、リン酸、カリウムなどが減ってきていることが原因です。野菜は食べたほうがいいでしょうが、その野菜がよい土壌で育っていないものであればその栄養素が心配です。

食べ物については、伝統的な日本食である和食が、ユネスコ無形文化遺産になっています。農林水産省によると伝統的な和食は「自然を尊ぶという日本人の気質に基づいた食に関する習わし」とあります。もちろん文化的な側面だけでなく健康的だという視点からも注目されているわけですが、当の私たちは情報化と輸送手段の発達のおかげで、世界中の美味しいもの、食べたいものを食べるチャンスに恵まれています。

この刺激的な環境の中で、滋味豊かな和食のメリットを日常の食事にどう組み込んでいくかを考えたいものです。

ＰＦＣバランスは1つの正解であり、その考え方は多くの人に当てはまります。しかしながら、痩せたい、筋肉をつけたい、かつそれらをできるだけ短期間で達成したいというような願望をうまく満足させるようにみせたビジネスにより、極端な食事になることで体をおかしくしてしまう事例をよく耳にします。健康づくりは長期間続けることで成果があるわけで、すぐにわかるような結果が出にくいものです。

不健康でいいから痩せたい、筋肉モリモリになりたいということであれば構いませんが、できれば健康と両立できる範疇で行動してほしいもの。特に食事に関する情報はかなり頻繁に変わりますし、新しい考え方も発表されていますが、ＰＦＣバランスなどの原則的なものは、ほとんど変わっていません。目先のことに惑わされそうになったら、原則に戻りましょう。

4　まずは量、次にバランス、そしてタイミング

私たちは、生きるために食事をするのですが、現代ではほとんどの人がその目的を超えた量を食べています。食べ物を見つけてきたりつくることに1日の多くを費やしていたときと比べると、食材や食べ物が売られているスーパーなどの場所があるので、お金があれば簡単に手に入るわけです。

加えて、生きるために飢餓に備えて隙あらばエネルギーをためようとする脳の癖が残っています。お腹がすくことには敏感なのに、生きられる最低限の量を超えて食べても何も感じず、むしろ満腹

で幸せになってしまうのですから、ちょっと油断すると必要以上に体重が増えるわけです。体重が多い、俗にいう太っていることが悪いわけではありませんが……。

もしそのような評価があるのであれば、いまの世の中の審美基準がそうさせているだけで、人間としての価値とは無関係です。それでも国がＢＭＩ（体格指数）や推定体脂肪率で肥満の基準値を決めて対策を示しているのは、健康に悪影響があるとわかってきているからです。

国民健康・栄養調査のデータによると、肥満の人の割合は男性で30％強です。ここ15年程度で３％ほど増えています。働き盛りというよりも、10〜20歳代の若年層がそれをけん引してしまっています。ちょっと将来が怖いですね。女性の肥満率は22％です。５人に１人が肥満。男性とは違い、女性はこの15年スパンで見ると肥満の人の割合が微減しています。審美基準が影響している可能性があります。

太っていない人のほうが審美性が高いかどうかはビジネスが絡んだ世間のイメージや好みの問題なのですが、健康に悪影響があるとなるとやはり太っていないほうがいいような気がします。反対に痩せすぎているのもよくありません。ＢＭＩでいうと19以下の人は、太っている人よりも死亡率が高くなると言われてます。

もちろん確率の問題ですので太っていようが痩せていようが元気で長生きする人はいるでしょう。ここが人それぞれで難しいところですが、やはり幸せでない確率を下げておきたいというもの。人にとって違うということを念頭に置きながら、ＢＭＩの中庸である22を目指したいところです。

ということで、まずは食べる量を意識します。日ごろから食べる量が少なければ、余分な貯めこみもなくなります。目や記憶が欲しがるのと空腹によって欲しがるのとを脳内では混同しますので、冷静に見極めます。１日３食でも２食でも１食でも、あるいは４食でも、なんだっていいのです。問題視したいのは全体の量だからです。

また生きるために必要な量は満腹感とは別です。食事によって分泌される幸せホルモンの１つであるセロトニンが食べたい欲求を加速させますので、こちらもなんとか冷静になることが重要です。健康リテラシーが高まると、自分自身の欲望を知って認めたうえでどう行動するかを考えて判断できることにつながります。

①目の前に実際、あるいは映像などで食べ物がある

←

②食べたいと思ったら、いま空腹なのかを考える

←

③空腹なら食べる

←

④空腹でなくなったらやめる（ここが難しい……）

この手順で行動ができていれば、食事量が多くなってしまうことはありません。ちなみに空腹でなくなったら、という判断は、最初は難しいと思います。ゆっくり食べる（具体的には一口の量を

減らしてよく噛む）ことでやりやすくなりますが、時間もないぞという人はあらかじめ量を決めておくことをおすすめします。

ちなみに外食でのランチ定食は、すでに生きるために必要な量を超えてしまいがちです。食べたいという欲を認めたうえでの行動とはいえ、徹底するのはつらいもの。たまには満腹になるまで食べるなど、欲を勝たせてあげることで幸せを感じることもよいでしょう。これら考え方を基準として日常を過ごせば長期的に幸せが手に入ります。

次にバランスです。量を減らすことができれば、あとは普通の食事を心がけることで特定の栄養が足りなくなることは少ないですが、この「普通」の認識が人それぞれ違うのが難しいところです。

５大栄養素のところで述べた通り、ＰＦＣバランスとビタミンミネラルの適性量を確保していれば大きな問題はないと言えます。しかしいろいろな情報が飛び交う中で、つい影響されてしまうことも否めません。糖質制限、脂肪制限、栄誉補助食品のプロテイン信仰、完全食品の普及など、日々新しい考え方が生まれています。

ベジタリアンやヴィーガンなどは、健康目的以外にも倫理・道徳、環境、宗教などの観点があると思います。とにかく長続きする、というより一生続けられることが大切ですので、まずはＰＦＣバランスを確保できているかを気にしましょう。

人の好みやライフステージによって変わるとはいえ、炭水化物、脂肪、たんぱく質はどれも体に欠かせないものであるので、極端な偏りは避けたほうがいいでしょう。特に、現代は意識してないとすぐ糖質過多になるので要注意です。

また完全食品については、研究を重ねて開発されていると思いますが、まだ日が浅いのでもし完全食品だけを食べ続けた場合の長期的な結果は、現時点で推測することができません。

食事は栄養素だけでなく、ほかにもつくる過程、彩り、食感、風味、人とのコミュニケーションなど、多くの要素があります。食事に楽しみを見出す幸せはなくしたくないですし、効率ばかり追求するのではつまらないです。

最後にタイミングです。タイミングは大切ですが、これを最後に持ってきたのは、量とバランスをコントロールできていていれば、あまり神経質にならなくてもよいという思いがあるからです。「朝食は、起きてから水を飲んで胃腸が動き出してから」「夜寝る最低2時間前までに夕食を済ませる」など、それぞれ理にかなった見解があるものの、量とバランスが適切ならばあまり気にする必要はありません。

量とバランスがいまいちだなという自覚があるときは、タイミングの要素を加えて健康ポイントを減らさないようにするイメージです。ほかにも「プロテインは筋トレーニング後30分以内に」「先に食物繊維やオイルが含まれるサラダや、たんぱく質豊富な肉類を食べてから、ご飯など炭水化物（糖質）を摂る」などがあります。

前者はたんぱく合成を効率よくできますが、日常生活の必要量を超えた筋肥大をしたい人でなければ気にしないでよいですし、後者は量さえコントロールできていれば、ご飯とお肉を一緒にほおばる幸せを捨てることはないと考えます。

5　食物繊維を意識

食物繊維の大切さは多くの人がわかっていると思いますが、その役割をおさらいすると、うんこを形成しやすくしたり、腸内細菌を増やしたりなどがあります。ほかにも血糖値の調整やコレステロールの調整にもかかわっていると言われています。

腸の環境がよくなるということは、健康のポイントとなります。脳腸相関という表現もあるくらいで、腸と脳は互いに情報をやり取りしていて腸の状態が脳にも影響すると言われています。食物繊維はこれをサポートする役割ですので、適度に摂っておきたいものです。

食物繊維というと、なんとなくレタスなどの葉っぱ系サラダを思い浮かべやすいのですが、サツマイモやダイコン、ゴボウなどの根菜のほうが食物繊維が豊富です。形がしっかりした野菜といったところでしょうか。

根菜は食物繊維だけでできているわけではなく、炭水化物（糖質）も含まれていますので、ご飯（お米）に近いと認識するのも1つの考え方です。また食物繊維は口の中で溶けることがありません。すぐに呑み込めてしまう食べ物の中には食物繊維があまり入っていないという見分けかたも有効です。単独栄養素だけの食物はありませんので、その大まかな構成を知っておくと、「あっちを意識すると、こっちがだめになる」ということを防ぐことができます。。

6　単糖類を意識

100%のオレンジジュース、筆者は濃縮還元よりも生絞りのものが好きですが、いずれも美味しいです。オレンジジュースとそのままのオレンジの違いは何でしょうか。まずは食感です。ジュースは「飲む」のですが、オレンジは「食べ」ます。どちらも胃に入るのは変わらないものの、液体として一気に吸収されるのと個体が残っている違いがあります。

次に構成です。ジュースはオレンジを絞った液体でありその搾りかすは含まれません。搾りかすには食物繊維が含まれています。液体となったジュースは体への吸収が速い単糖類がほとんどになってしまいます。先に述べたように血糖値を調整、つまり血糖値スパイクを防ぐ食物繊維が含まれたオレンジそのものは、吸収速度がやわらいで血糖値の上昇も比較的穏やかになります。

同じオレンジとはいえその摂取方法で違いがあることを知っておくことは有効です。またオレンジの皮をむくときも、硬い皮と果肉の間にある白い部分の薄皮（アルベド）をとりすぎないようにすれば、食物繊維をなるべく減らさずに済みます。

ジューススタンドなどで提供される「フルーツジュース」は、果物だけをミキサーにかけたものならまだよいもののそこに砂糖などで甘みが足されている商品はないでしょうか。砂糖は脳にとっての素晴らしいご褒美ですからとても美味しく感じます。

果肉とアルベド、果肉だけ、アルベドも含む果肉を砕いたもの、果肉だけ絞ったもの、果肉を絞ったものに砂糖が加えられたもの。果物を摂ろうとしてもこれだけパターンがあるわけですから、その場の欲求と、長期的に見て健康づくりのための理性を行ったり来たりしながら選択することを楽しみましょう。

7　たんぱく質を意識

たんぱく質15g入りのプロテインバー、プロテイン10g入りヨーグルト、プロテインクッキー、プロテインダイエットドリンクなど、巷にはプロテインが含まれていることをアピールした様々な食品が並んでいます。

今では当たり前になった「糖質オフ」と同じくらい一般的になってきた感じがあります。筋トレーニングがマッチョ嗜好の人だけでなく、ボディメイクやダイエット、健康に有効であることがわかってきて市民権を得たこともあるのでしょう。筋肉をはじめとした体をつくる栄養素であるたんぱく質に一気に注目が集まりました。

普通の人がたんぱく質不足になるとすれば、その要因は主に2つあります。

1つは65歳以上の高齢層です。多くの高齢層は食が細くなりがちです。量が減ってしまうので、栄養バランスがよくても必要なたんぱく質の絶対量が摂取しにくくなります。また歯が悪くなって比較的咀嚼が必要なたんぱく質を多く含む食品を避けがちになります。消化にも時間がかかるので胃腸に負担を感じやすく、避ける傾向になるのも影響します。

また食材としてのたんぱく質は炭水化物に比べて値段が高めです。生活費のことを考えて、食費を抑えようとすると安い食材に目が行きやすくなります（これは年齢に関係ないかもしれません）。

このような複合的な要素が65歳以上のたんぱく質摂取の壁になり、たんぱく質だけにとどまらず全体の栄養が不足する「低栄養」が問題になっています。低栄養は筋肉の減少を加速させ、虚弱状態を表す「フレイル」になりやすいです。これが介護保険の課題に直結することから、厚生労働省でも懸念事項としてとらえられています。

2つ目は朝食です。たんぱく質は体に多くためておけず貯蓄しておいて小出しに利用することができないので、例えば1日に摂取する量を60gとしても、一気に摂るよりは小分けにしたほうがよいのです。

なぜ朝なのかというと、寝ている間は食べませんから、7時間睡眠であればその7時間は絶食状態です。1日の中では夕食が豪華になりがちですので、小分けにすることを考えるとたんぱく質が少なくなりがちな朝を意識したほうがいいということです。もちろん朝にプロテインを飲むべきというわけではなく、卵やチーズ、肉や魚などの食材で十分に摂取できます。

たんぱく質の摂取をあえて気にするとしたら、65歳以上か朝の時間帯であり、そのほかはPFCバランスを基準にすれば、問題ないと思います。たんぱく質=プロテイン食品というイメージがありますが、従来の食事の中にも含まれていますので、わかりやすい栄養補助食品に走る前に、まずは食事優先で考えましょう。

【コラム】ピラティスはおすすめか

ピラティスは多くの人におすすめできると答えてよい運動です。体幹のトレーニングと背骨まわりを整えながらストレッチする動きが多く、運動の肝である筋刺激とバランス調整をかなえられるエクササイズです。

またゆっくり行いますし衝撃が少ないことで、体がだんだん動かなくなってくる高齢層でも比較的安心してできます。多くの場合、指導者によるエスコートがあって、その指導内容は体の動かし方を考えさせながら行うので、自分の体に向き合う時間を自然とつくることができます。

現時点では効果に加えておしゃれ感もあり「ピラティスやっています」という自分に満足することもできるでしょう。自分のしていることに納得性があり満足している状態は心にいいです。

ピラティスは、マットなどを敷いた床で行うものと、リフォーマーという可動する骨組みが合わさったようなマシンを使用するものに分かれます。パーソナルトレーニングで行う場合は後者が多いのですが、最近ではリフォーマーを複数台並べて少人数のグループレッスンを行うサービスも増えています。

もちろんピラティスで行う体幹のトレーニングや調整は、ピラティスでなければできないわけではありませんが、ピラティスというパッケージの中で行うことは一定の安心感があり、健康リテラシーを高めなくても取り組みやすいかもしれません。

ほとんどの人に指導者や金銭的投資が必要になることは、ビジネスとしてトレーナーの活躍の場が確保されます。その反面、運動をする人の自立がなかなか難しいことは、これからのピラティスの課題かもしれません。

２０２４年現在、業界内では新しいサービスとして「猫も杓子もピラティス」状態です。日本で取り入れられて軽く10年以上経っていますが、なぜか今なのです。リフォーマーを複数台設置して行うグループレッスンを取り入れるジムや、パーソナルトレーニングスタジオの開業が盛んです。流行の波が高ければそれだけ引きも大きいのが世の常だと考えると、どこかでブームは終焉を迎えるでしょう。

ピラティスを指導できるトレーナーのレベルは様々です。グループレッスン担当であれば、極端にいうと映像などの助けがあれば表面上のサービスができてしまいます。１人ひとりに向き合うパーソナルトレーナーはそうはいかず、知識だけでなく相手の状態を見る力や相手に合わせた言葉の指導が価値になります。トレーナー側から見ればピンキリということになりますが、消費者からすると、みんな「ピラティストレーナー」なわけです。

ラジオ体操とまではいかずとも、根づかせるためにはピンキリ問わずみんなが協力して、それぞれの切り口で価値を提供し続けてほしいものです。

またビジネス視点の人は、使い捨てのサービスコンテンツではなく、ピラティスの魅力をもっと広げる工夫をしてほしいなと思います。

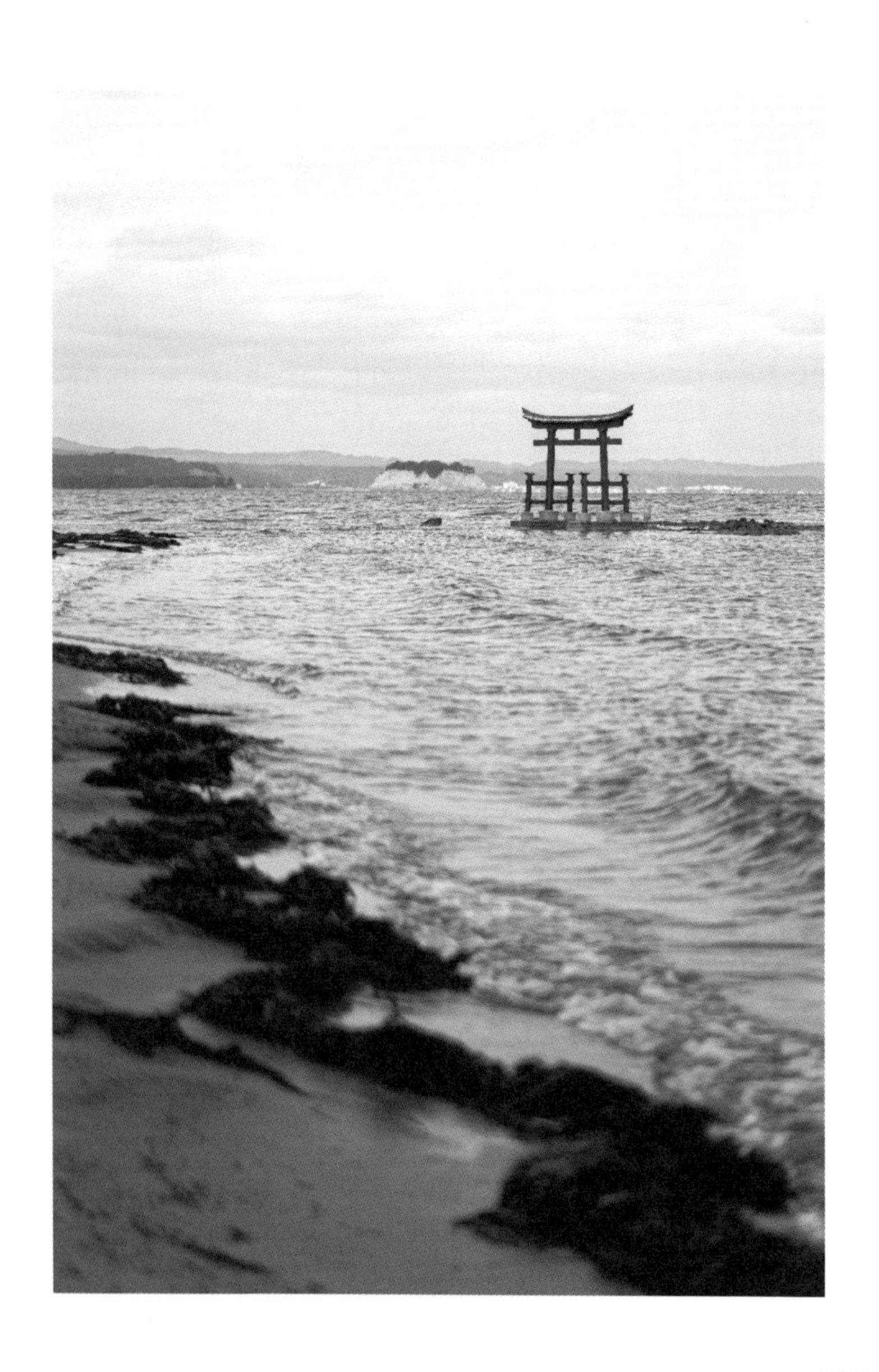

第7章　フィットネスの戦術

フィットネスを攻めの行動体力と守りの防衛体力に分類すると、体を動かすことはその両方に効果があるのですが、大前提として続けなければ効果が出ないし失われるということです。一度フィットネスを獲得しても放っておけば元に戻り、場合によっては最初よりも悪くなります。

言わずと知れた「継続は力なり」ということわざは、ことわざとして残っているだけあって大切で難しいのです。どうやって習慣化して日常に浸透させていくかの詳細は行動経済学などの専門書に譲るとして、筆者が考えるヒントをいくつか挙げてみたいと思います。

1　楽しいと思うこと

楽しいことは時間を忘れ、また完全に没入するほど集中している「フロー状態」になりやすいです。体を動かすことが楽しくなれば、自ずと生活の中に取り入れられていくことでしょう。最初は体を動かす生活が身も心も幸せにするのを知ることからでしょうが、実は多くの人はそれをわかっています。

しかし繰り返し言うように1回体を動かしてもその効果はわずかですし、長期間続けてこその効果であるため行動しにくいこと、また1回の運動を大げさにとらえることでハードルを上げてしまっていることが原因です。

キャッチボールや近所での散歩など、体を動かす行為として意識しなくてもよいようなものから始めてみるとよいです。

2　ルーティンにしてもしなくてもよい

ルーティンについて述べた章の通り、ルーティン化が向いている人とそうでない人がいます。ルーティン化の好きな人は、ある程度決まった種類の運動を規則正しく行うことが楽しさとなり継続につながります。行動を記録したりすると、より満足度が増すでしょう。注意点はルーティンの中に休養を含ませることです。

継続すること自体に楽しさを覚えるあまり、休むことをサボタージュに感じてしまう可能性があります。日常生活を活発にする程度の体を動かすものは毎日でもよいですが、ある程度の強度をともなう運動は、多くても週3日で十分です。計画しながら休息も一大項目としてとらえ、休息することがルーティンをこなした満足につながるようにします。「休む自分はエライ」と。

そしてルーティン化が肌に合わない人については、体は動かすけれど同じことをやらないようにします。健康リテラシーが高まれば、ルーティン化できない人でもなにかしら体を動かそうとするでしょうから、できるときに運動するという前提で考えます。

先に触れた一例で12面体のサイコロがありました。サイコロをわざわざつくらなくてもルーレット系のアプリケーションがありますので、デジタルツールでも行動できます（筆者はサイコロのほうが儀式化できて好みですが）。

12個の項目は、例えば次のように決めます。

①腕立て伏せ5回
②腕立て伏せ10回
③スクワット30回
④肩回し前後1分ずつ
⑤股関節回し前後1分ずつ
⑥下半身ストレッチ2種目
⑦上半身ストレッチ2種目
⑧プランク（腹筋群）30秒
⑨プランク1分
⑩太陽礼拝（ヨガのいくつかのポーズ）3回
⑪踏み台昇降15回
⑫休み（何もしない）

毎日サイコロやルーレットで選択されたものを何も考えずに行います。そして前日に出たものと同じだった時だけ（「休み」を除く）もう一度選択しなおすことができます。

ここで挙げた項目はすべて室内で行うことができて、かつ5分以内で身1つで終わりますから、天気が悪いから、寒いから、時間がないから、道具がないからといった言い訳ができません。腕立て伏せ10回など、自分が嫌だと思っているものでも、10回で終わります。30秒もかからないのです。

フォームなどを気にし始めるときりがないのでとにかくやるだけです。

　この程度であれば、日常生活を送りながら毎日の運動が可能となります。そして毎日の達成を大いに喜んで自分自身を褒めてあげてください。さらに行動体力を高めたい人はここに挙げた種類以上の強度と時間を投資する必要があります。

　また座りっぱなしは健康に悪影響があるという考えが一般的になってきましたが、立ちっぱなしも（座りっぱなしよりましかもしれませんが）心配です。とにかく同じ姿勢でじっとしていて動かないことがよくないわけですから、次のようなサイコロやルーレットの選択肢を用意しておき、1時間ごとに行うとよいでしょう。

①肩回し前後1分ずつ
③股関節回し前後1分ずつ
③屈伸1分
④腕ふり上げ左右1分ずつ
⑤もも引き上げ左右1分ずつ
⑥両かかと上げ1分
⑦目を閉じて呼吸コントロール3分

3　たくさん歩くか湯船につかる

運動の肝である血流促進。すでに大切だということは理解されていると思います。血流促進のための代表的な運動は有酸素運動です。ウォーキングがもっとも気軽にできると思います。歩ける人であれば、ウォーキングはつらいから無理と言わないのではないでしょうか。

ではウォーキングを始めようとなると、ウエアとシューズをそろえ、ルートを考え、時間を定めて……となりがちです。また背筋を伸ばし、肘は直角にして大きく振り、大股早歩きで20分以上など、動作の正解を求めてしまって、いきなり「エクササイズ」っぽく考えてしまいがちです。

これが楽しければ問題ないものの、やはり始めることと続けることのハードルになりやすいのです。ウォーキングと散歩はどちらも歩く動作ですが、つい区別してしまいます。この線引きをあえて曖昧にすることで、気負わないで行動を起こせるのではないでしょうか。

また血流促進という観点からは、血の巡りが増えればよいわけで、例えば体を温めればよいということになります。それが湯船につかるのをおすすめする理由です。体温以上の湯船に入るとエネルギー移動の法則の通り、お湯の熱が体内に移動して、体を温めます。体温を一定に保つ恒常性により、体温より暖かくなった体を冷やそうと血管を拡張して血の流れを増やします。

これで体が元の体温に戻るかというと、熱を放射するにしてもお湯に囲まれているため、放射効果が下がり、体が温まるというわけです。体が適度に温まると気持ちがリラックスするだけでなく、体の隅々まで張り巡らされた毛細血管もより使われます。

体を動かすのは絶対にごめんだという人でも、湯船につかることであればできるでしょう。血流促進にはなるものの、自分から骨格筋を動かしておらず受け身なので筋の刺激になりにくいのがデメリットですが、とにかく「やらないよりもよい」というわけです。

余談ですが、炭酸ガスが発生する入浴剤を使うと炭酸（二酸化炭素）が血液中に浸透することで血管拡張を助けますので、血流促進をより高めます。また鼻呼吸や無理のない息止めは体内に多くの一酸化窒素を産生して血管拡張を促すので効果的ですが、この辺りは次の章に委ねます。

4　下半身を刺激する

骨格を動かすための筋肉（骨格筋）は500ほどあるのですが、もっとも大きな筋肉は下半身のふとももにあります。筋肉の大きさで優劣がつくわけではありませんが、私たちは両手が自由に使える二足歩行を基本としているので、重力に対抗する筋肉として下半身がかなり重要です。

そしてパーソナルトレーナーのほとんどは、下半身の筋刺激を何らかのバリエーションで取り入れるでしょう。特に大腿四頭筋というももの前と大殿筋というお尻の筋肉をしっかりさせておくことは、体を安定させるポイントです。また筋肉が大きいということは体の代謝にも影響を与えやすく、ますます注目されるわけです。

前にもふれたように、椅子が発明され、さらに移動手段の発達は止められることはなく、今後ますます立つ姿勢が減って自分の足で移動しない世の中になるでしょう。ということは重力に対して反発する動作が少なくなるわけで、下半身の筋肉がどんどん使われなくなり衰えやすい生活スタイルにシフトし続けます。

「脚は細いほうが美しい」という審美基準は簡単に変わらないと思います。太さについては骨格を含めて遺伝的な要素もありますので、バービー人形（たとえが新しくなくて恐縮ですが）のような脚線にあこがれてもすべての人がかなえられるわけではありません。

25歳くらいが体の成長のピークですので、脚が細いほうがよい、ということで放っておくと、誰でも起こる筋肉の萎縮（サルコペニア）が進み、フィットネスの中でも特に行動体力が低下していきます。

トレーナー時代にはよく「細いほうがよいと感じるのは40歳まで。それを超えたら太くするつもりで鍛えてもせいぜい現状維持。だから若いうちからもっと使いましょう」とアドバイスしたものです。

人は加齢による筋力低下で歩けなくなったり病気で口から食べられなくなったら、衰弱が一気に進むと言われています。優先順位はつけがたいですが、刺激しておくべき筋肉を一か所だけ挙げろと言われれば下半身の筋肉となります。鍛えなければだめと思うと一気にハードルが上がりますし、やはり続けてなんぼのものなので、頻繁に刺激するだけでよいのです。

普通に生活していれば50kgの荷物を持ち上げることは稀ですしダッシュやジャンプもしません。

ましてやラグビーでスクラムを組むこともないでしょう。であれば下半身を鍛えるというより頻繁に刺激するという考え方のほうが気楽ですし、それで十分です。

下半身の筋肉を刺激する方法で一番簡単なのがスクワットです。膝と股関節を折り曲げてしゃがみ戻ってくる動作ですが、バリエーションは豊かです。もちろん刺激程度であれば、体重以上の重りを持つ必要はありません。

次のような要素で変化をつけることができます。さすがに自分でバリエーションを考えるのは大変ですので、最もスタンダードなものと、足幅を広くする程度のものをできるようにしておくとよいでしょう。79ページに挙げたものも参考にしてみてください。

①足の位置（幅）
②つま先の向き（大腿骨の向き）
③膝関節と股関節の屈曲角度（沈み込む深さ）
④重心の位置
⑤両脚同時か片脚偏重か
⑥ジャンプの有無
⑦スピード
⑧回数

具体的な動きやコツは本書で表現しきれないので、身近なトレーナーに聞きましょう。様々なウエブサイトでも動画等で紹介されていますので、そちらを参考にするのもよいです。少々フォームが間違っていても（観点を変えれば間違っていることなどないのですが）、気にする必要はありません。自分の体重が負荷ですし、まずは行うことのほうがよっぽど大切です。

１３６ページに挙げた12種程度の強度であれば、毎日行ってもよい気がするところですが、たとえ30回程度のスクワットでも翌日以降に疲れが残ることがあります。疲れが先行して痛みが出てからでは遅いですね。個人差が大きいでしょうし、休養を織り交ぜながらのほうが得策です。

5　体幹を刺激する

刺激しておくべき筋肉を1つだけ挙げろと言われれば下半身と言いましたが、この判断に悩むとしたら体幹の存在があることです。なんとなく体幹という表現が使われていますが、定義が決まりきっているわけではありません。体の幹と書きますので中心部分であることは間違いありませんが、体幹は大きく2つの考え方に分けられます。

1つは頭と腕と脚以外の部分です。四角いボックスのようなイメージでしょうか。こちらのほうが広義の体幹となり、脳以外の内臓と呼ばれるものもこの中に納まっています。

もう1つはそのボックスの下半分という感じで、狭義の体幹と言えます。天井を横隔膜、床を骨盤底筋群、後ろの壁を多裂筋、前から横の壁を腹横筋といった筋肉で固めたスペースです。

最初に示した大きいボックスの上半分は肋骨で覆われていて、その中に心臓や肺、食道などが収められています。下半分の体幹には、胃、小腸、大腸のほかにも、肝臓、膵臓、脾臓、腎臓が収められています。狭い空間に内臓がひしめいていますが、このスペースは肋骨で守られていません。骨格的には背骨だけで支えられていて、筋肉によるサポートが大切になります。

横隔膜は呼吸や自律神経、リンパの流れに大きく影響しますし、骨盤底筋群は内臓の受け皿として重要です。ここが弱くなると尿漏れなどが起こることはよく聞くのではないでしょうか。女性特有の健康問題や生理現象を対象にしたフェムテック業界では、骨盤底筋群の強化は注目されています。

体幹を語るうえでは、２つ目に挙げた狭義のスペースを主軸に見ていきたいと思います。付随する４つの筋肉群（横隔膜、骨盤底筋群、多裂筋、腹横筋）は、例えば力こぶをつくるときのように関節を大きく動かすようなつくりではありません。よって刺激したり鍛えるといっても、筋肥大させるような感覚とは違い、きちんと働くようにしておくというほうがしっくりきます。

筋刺激の中でも筋肉の長さを変えずに行う「アイソメトリックコントラクション（等尺性収縮）」で十分です。例えば立ったたままお腹をへこませる、排便を我慢するように肛門を引き締めて上に引き上げて力を入れたまま10秒程度維持する動作などです。呼吸をゆっくり大きく行うのも、横隔膜を目いっぱい使ってあげられます。

またボックスの横と前を取り巻く腹横筋は、着物の帯のように重要です。これをしっかり鍛えるには、プランクという動作が有効です。うつぶせの状態で肘とつま先を地面につけて腰を上げて体を地面から浮かせたまま支える姿勢を30秒程度行います。

これらは5分に満たない筋刺激ですのでいつでも簡単にできます。いつでも簡単にできるものはいつもやらない、となりがちですが、健康リテラシーを高めれば大丈夫です。自ずと「すぐやる」姿勢が身に付くでしょう。

6　関節を広げる、回す

体は骨格によって形づくられていますが、動物としてそれを動かすことができるのは関節があるからです。動かしていない金属の機械がさび付いていくように、私たちの関節も可能な範囲を使わなければ動く範囲が狭まってきます。頻繁に動かすには、残念ながら日常生活では足りません。

例えば、今日1日で肩より上に腕をあげたのは何回あるでしょうか。頭より上にある棚の書類を取り出したり、天井についている電球を交換する（LED化でますますなくなります）くらいしか、タイミングがないのではないでしょうか。

関節には種類があります。主に肘や膝にみられる蝶番関節、首にみられる軸関節、肩関節や股関節にみられる球関節などです。この中でも優先的に気を付けておきたいのが球関節です。球（きゅう）というだけあって、動く範囲が大きく、肩関節も股関節も自分の体幹が当たる以外の範囲は原則あらゆる方向に動きます。

骨と骨をつないでいるのは靭帯ですが、球関節のように自由度が高い関節は靭帯のサポートが弱くならざるを得ず、その穴を埋めるように筋肉によって支えられています。

反対に膝などのほぼ曲げ伸ばしの方向しかしない蝶番関節は、靭帯のサポートが強いと言えます。靭帯を鍛えることは難しいので、そのサポートがあるなし関係なく周りについている筋肉を使える状態にしておくことが大切です。

そのためにはまず動かすことです。肩を前から後ろからとグルグル回してみましょう。無理に大きく回す必要はありません。一時的でもしばらく回し続けていると、だんだん可動域が広まって最初より大きく回せるようになっていることに気づきます。

肩が凝ったとき、肩を回すことがあるかもしれません。しかしほとんどの場合、2～3度まわして終わりだと思います。長時間同じ姿勢で固められていた関節はほんの少しの動きでは戻りにくいので、前後1分ずつぐるぐると回し続けることをおすすめします。

股関節は、膝を上げて片方ずつ前から後ろから回してみましょう。片脚ずつだと最初はふらつくでしょうから、壁などに手をついて体を支えます。肩と同じように、1分ほど続けてみましょう。1分がかなり長く感じるくらい、すぐに疲れてだるくなります。それだけ動かしていない証拠です。

こうして動かすことは、イコール筋肉を動かしていて、関節の錆びつきを少なくすることができます。スポーツ選手のように動きの中に速さや強靭さが求められる場合は、これ以上にトレーニングを追加すべきです。

ところで最近、膝関節の可動域を十分に使う屈伸運動をした記憶があるでしょうか。地域の社会体育大会や子どもの運動会で久しぶりに体を動かすとき、たいていの人は膝の屈伸をしますね。普段それほど動かしていないのに、いきなり錆びついた可動域を無理やり動かすと関節も驚くでしょう。

靭帯のサポートが強い関節だからと言って、それに甘えていてはいけません。股関節と同様、膝はスムースに2足で立つことに大きな貢献をしています。クッション役の軟骨は年々すり減っていきますし、そのぶん筋肉によるサポートの重要性が増します。

より重視すべきは球関節といいつつも、ほかの関節を打ち捨てておけばいいわけではありません。やることが増えると心配になりますが、膝関節周りの筋肉はスクワットで刺激できます。多くのフィットネストレーナーがスクワットを採用するのもうなずけるわけです。

7 続ける

トレーナー時代、お客様が着ていたウエアに「健康のためなら死んでもいい」というキャッチコピーが書かれていたのを覚えています。健康づくりは大切だけれど行き過ぎが逆にリスクになりうることを風刺しているともとらえられる興味深い表現で、筆者の気に入っています。

特に日本では数パーセントの割合になりますが、フィットネスクラブを利用するなど健康のためにお金と時間を投資する人は、それにのめりこみすぎて体に無理をかけていることがあります。例えば、1日に60分程度のグループレッスンを3本受けたりするのは、健康づくりの必要量を超えていますし、もはや趣味の領域です。趣味にできていることは本当に素晴らしいので、体を痛めないように加減と休養も考えてほしいと思います。

クラブ近隣の整形外科や整骨院は、筋刺激などを怠りかつ加齢により不具合がある人やスポーツ競技をする学生に加え、フィットネスクラブで体を痛めた人でにぎわっているかもしれません。

健康に気を配って体を動かしすぎてしまったり、反対に体を動かすことそのものに全く価値を置かない人それぞれが、健康リテラシーを高めてほしい対象になります。筆者は30年以上のあいだ業界に身を置き、健康づくりの本質とビジネスとの融合や矛盾を経験しながら考え続けているため、比較的健康リテラシーが高いほうと言えます。

そのため健康づくりの行動を続けることが苦ではなく、自然に生活に組み込む意識を持ち続けられています。これが楽しみでもあり、続けることでささやかな自信も生まれます。

フィットネスクラブに通っている人は、試しにトレーナーやスタッフに「健康づくりのための運動」をしているか聞いてみましょう。しつこいですが、トレーニングは必ずしも健康づくりとイコールではありません。パーソナル指導やグループレッスンを受け持つ人はそれだけで運動になっていますが、どちらかと言えば健康づくりを超えて「やりすぎ」になっている可能性があります。

そのほかのスタッフやマネジメント層、経営層はどうでしょうか。「健康づくりしていますか？」という問いに対して簡潔に「もちろん！」と答えられる人は少ないかもしれません。健康づくりの場をビジネスとして提供している人たちは、必ずしも自分の健康づくりとビジネスを同じ土俵でみられているとは限らないのです。

業界人ですら難しい。それだけ1つのことを続けにくいのが、私たち人間の弱さであり面白さです（フィットネスビジネスに関わっている人は、できればそうあってほしくないのですが）。自分の弱さを楽しみながら「いい加減」に3日坊主を繰り返し続けていきたいもの。ほんの少しでも（スクワット1回でも）健康につながることをしたら大いに自分を褒めましょう。

8 終始、鼻呼吸

鼻呼吸を含めた呼吸については、次の章で詳しく述べますが、鼻で呼吸するだけでいいことがたくさんあります。鼻で呼吸をしていない人は少ないでしょう。ほとんどの人は鼻と口を同時に使って呼吸しています。特に歩行など、大きな骨格筋を使う動作をし始めると口で呼吸する割合が高まります。


2023年5月8日、日本国内で新型コロナウイルス感染症の扱いが季節性インフルエンザと同じ5類に移行しました。このとき都内の日本橋界隈を歩いていると、まだ多くの人がマスクを着用していました。気温も高くなった6月には半分くらいに減りましたが、1年経った現在でもコロナ禍前に比べるとかなり多くのマスク姿が見受けられます。

筆者が活動している鼻呼吸協会としてはマスクをしていない人の口元に自然と目がいきます。そのうちのだいたい3割が口を開けて歩いています。歯科検診のときみたいに大きく開けているわけではなく、うっすらと上下の唇が離れているのです。

　これは動くと酸素がより必要になり、空気中の酸素をもっと取り込もうとしていて自然なのですが、しかし残りの約7割の人は口を閉じたまま歩いていられるのです。歩く程度であれば本来は鼻呼吸だけで充分な酸素を細胞に届けることができますが、ヒトは呼吸にも口が使えることに加え、一気に多くの空気を吸い込めるため、口での呼吸が癖になりがちなのです。

　口を使うのは食べるときと話すときだけ。話すときも息を吸うときは鼻から。このくらい鼻呼吸を徹底するとじわじわと生活の質が上がります。日常で鼻呼吸、歩いても走っても鼻呼吸、筋トレーニングしても鼻呼吸、いつも鼻呼吸です。

9　頼る（仲間、指導者）

　健康づくりのために体を動かそうとしても、価値観が高まらなければなかなか一人で続けられません。ソロ活動に自信がない人は頼ることをおすすめします。器具等のツールもよいのですが、やはり一緒に体を動かしてくれる仲間や教えてくれる人が一番だと思います。他人が介在すると、面倒なこともありますが、それを超えるメリットがあります。

　仲間の考え方はいろいろあります。名前も性格も知っている人だけでなく、例えば散歩道でいつもすれ違って挨拶する人、フィットネスクラブなどで同じ時間帯に目礼だけする人やいつも同じレッスンに参加する人……。薄い関係性もまたちょうどよい距離間の中で励みになります。

指導者については、パーソナルトレーニングのように同じ時間を過ごしてくれること、やり方を教えてくれる人、やることを指示してくれる人などがありますが、長い目で見れば考え方もあわせて教えてくれる人がよいでしょう。そして自分で考え方がわかってくれれば、それを協議しあえる指導者がベストです。

【コラム】風呂の入り方

風呂で湯船につかることは、血流促進という観点からは有効だとお話ししました。熱伝導が体の多くの場所で行われ、熱の放射効果を下げるほうが、より効率よく血流促進できます。そう考えると、首までしっかりお湯につかったほうがよいと言えます。時間は、じわっと発汗するまでで十分です。

血流促進し続けて体を疲れさせたいのであれば、汗がだらだら出るまで入っているもの1つですが、体にとっては異常な状態が続いているわけで、いわゆる湯あたりに注意です。

半身浴は血流促進を高めるための体温上昇が上半身から逃げやすくなり、また心臓への静脈血の戻りを助ける水圧が、体の半分にかかるだけとなるので、血流促進の効率が下がります。

もちろん半身浴で長い時間つかるほうが好みで精神的にリラックスできるのであれば、全く問題ありません。全身浴対半身浴(あるいは腰湯や足湯)論争は、観点によって正解が変わるだけですね。

風呂のもう1つの役割は、体をきれいにすることでしょう。ではどのような状態を体がきれいでない、というのでしょうか。

土やホコリ、油など、体の外からの異物がついてしまう仕事をしている人は、それをリセットしたいと思うでしょう。またいらなくなって剥がれ落ちる運命の皮膚や発汗など体の中からの分泌物も、余分なものであればリセットしたいと思うはずです。

審美的な側面もあるため、きれいである、においがない（あるいはよいにおいがする）ということも、きれいにするという概念に含まれそうです。

体はずっと代謝していて、常に新しいものに入れ替わっています。体の外から付着したものさえぬぐってしまえば、あとは自然に体から離れていきますし、もともとにおいもほとんどありません。体がにおうのは、その分泌物等が衣類などに付着して、細菌が繁殖しているケースがほとんどです。体がにおうというより服がにおうのです。

よっぽど体外からの汚れがしつこくない限り、体を洗う必要はあまりないように感じます。むしろ洗浄剤で必要な肌のバリア機能も取り去ってしまったぶんをカバーするために分泌物過剰になってしまうこともあります。また体にわずかに残っている洗浄剤が細菌を繁殖させて、においにつながることがあります。

筆者は仕事を含めて体の外からの汚れがあまり多くないので、湯船につかるだけで体をまったく洗いません。シャワーだけの場合でも同じく肌をこすりもしません。また髪もシャワーで流すだけです。これを始めてから、運動で汗をかいても洗浄剤を使っていたころと比べて格段ににおわなくなり、肌荒れや乾燥もなくなりました。

真夏に運動して汗だくになっても、さっとシャワーで流すだけです。個人差があるとは思いますが、体をきれいにするという概念を変えることで今まで行ってきた数々の浴室の儀式がシンプルになるのです。

最近では、体をこすらなくてもよいことをアピールする洗浄剤も販売されています。洗浄剤をつけてなでるだけというものです。器官の1つである肌は外界と体内を隔てる重要な部分ですが、表皮でいうと1㎜にも満たないくらいとても薄いのです。薄いといえどもその表面積や重さは、体で最大の器官になるのは有名な話。全身の皮膚が集まれば、2キロに満たない脳よりも重いのです。

皮膚は器官というだけあって、外界との境界をつくっている以外に体温調節や刺激の感知など多くの役割があります。いつも外の何かに触れているからといって、ゴシゴシ洗う必要はありません。むしろ洗いすぎにより傷をつけたり必要な油分まで落としてしまうことで、毎回その修復が必要になりますし、器官としての役割を果たしにくくしてしまうことを心配したいところです。

「洗浄剤を使わないなんて信じられない」。そう思ってしまうのは理解できます。日本に住んでいればそう考えてしまうくらい文化として根づいてしまっています。

しかしシャワーを浴びる前、裸になったときの体がシャワーで洗い流すことによってより強いにおいになるでしょうか。体の表面そのものはたいしてにおいませんし、シャワーで表面の余分なものを取り去っているわけですから、さらににおうようになることはないのです。

遊び半分で試してみるのをおすすめします。

第8章　呼吸する

1　呼吸は何回？

生きていれば呼吸をしていない人はいません。食べなくても飲まなくてもしばらくは生きていけますが、呼吸は5分も止まっていれば生きていられません。そんな無意識にしている呼吸（息）ですが、自分は1分間に何回しているかご存じでしょうか。無意識というだけあって、数えたことがない人はわからないでしょう。

もちろん心や体の状態によってその数は変化します。心の状態により自律神経と密接な関係がある呼吸筋は揺らぎますし、体が動けば酸素が必要になるのでその強度などによって呼吸数が増えます。

面倒だとは思いますが、現状把握のつもりで1分だけ呼吸を数えてみてください。もし20回を超えていたら（少し厳しく言わせていただくと15回を超えていたら）呼吸過多といって、本来よりも呼吸が多くなっています。呼吸は少ないほうがよいと覚えておいてください。

だいたい1分間に12回程度というのが様々な情報で共通して普通といわれている回数です。安静にしていると1分間に5リットル程度の空気を吸い込んでいますので、体はそのうちの21％を占める酸素を使っています。

必要な酸素が同じなのに、呼吸数が多くなるというのは、1回の呼吸で肺に十分な酸素を取り入れることができていなかったり、せっかく体内に取り入れた酸素を細胞が受け取る力が弱いと言えます。酸素が体内にうまく取り入れられるかは、大きく二酸化炭素と一酸化窒素の視点からみることができます。

空気中には二酸化炭素がありますが、空気の０・０４％程度の割合で、ほとんどないに等しいくらいです。新型コロナウイルス感染症の流行により、空間の換気状態をチェックするために商業施設の二酸化炭素濃度を意識するようになった人がいるかもしれません。

店舗の入り口などに濃度計が置いてあるところも見受けられます。０・０４％ということは４００ｐｐｍです。商業施設の上限目安は建築基準法などで１０００ｐｐｍとされています。普通に換気されていれば問題ないですが、二酸化炭素濃度は人の数が多くなると上がりやすいです。なぜなら、私たちの吐く息の二酸化炭素濃度は４％程度あり空気中の１００倍あるからです。

酸素を使って生きるヒトのような動物が代謝によって多くの二酸化炭素をつくり出しています。部屋なら換気ができていないと二酸化炭素濃度が上がって体に悪いという印象がありますが、体の中の二酸化炭素には重要な役割があります。酸素が足りないことよりも二酸化炭素濃度が多いことのほうが、センサーが強く働いて呼吸をしたくなりやすいのです。

呼吸数が多くなりがちな人は、知らず知らずのうちに体内の二酸化炭素濃度の高まりに敏感になりすぎている可能性があります。体内の二酸化炭素の役割は、血中の酸素が体内の細胞に取り込まれるのを助けたり、気道や血管を拡張させたりすることです。

つまり細胞へ酸素を届けやすい環境をつくってくれるのです。もし二酸化炭素がその役割を十分に果たせぬまま呼吸をしたいという指令が下り、せっかくたまりかけた二酸化炭素を吐き出してしまうとその重要な役割を果たしにくいのです。

呼吸数が多い人は二酸化炭素に対する耐性を高めたほうがよいと言えます。また体内がアルカリ性に傾くと呼吸が少なくなるのですが、加工食品を食べすぎたときなどは酸性に傾きやすいので、中和しようと二酸化炭素を体外に出してしまおうとして呼吸が多くなるそうです。日ごろから加工食品の多い食生活をしていると、呼吸数が多くなる可能性を高めます。

一酸化窒素＝ＮＯ（エヌ・オー）は大気中に微量しかありませんが、これまた体内にあるＮＯは重要な働きをします。ＮＯが主につくられる場所は鼻腔（鼻の奥）と血管内皮で、血管の拡張や殺菌などの免疫の役割をします。ＮＯが増えることで血流が促進して酸素が効率よく運ばれ、細胞に届きやすい環境をつくることができるというわけです。

鼻呼吸をすることや息を止めることでＮＯの産生は増えますが、息をいちいち止めるのは大変なので、日常的にいかに鼻（のみで）呼吸できているかがポイントとなります。

外呼吸と内呼吸という表現があります。外呼吸は肺の中で行われていることで、肺の中にある肺胞がガス交換により血液中に酸素を取り込み、反対に血液中から二酸化炭素をひっぱって体外に放出する過程を言います。

内呼吸は細胞で行われるもので、血液に乗って送られてきた酸素を細胞に取り込んで、細胞から排出される二酸化炭素を血液中に放出する過程です。どちらかあるいは両方がうまくできない状態になっていると、息を吸っても吸っても酸素が体に取り込まれません。

空気中の酸素が肺から血液に取り込まれて体をめぐり、その酸素が細胞に取り込まれて細胞内のミトコンドリアがエネルギーであるＡＴＰ（アデノシン三リン酸）をつくり出さない限り、私たちは元気に動くことができません。

呼吸は無意識に行っているので自律神経系によってコントロールされています。びっくりすれば瞬間的に息が止まりますし、体を動かせば呼吸量が増えます。しかしご存じのように、深呼吸したりゆっくりと呼吸するなど、自らの意思によってもコントロールできます。これを利用することで、意識的な呼吸調整が自律神経による制御を逆にコントロールできるということになります。

呼吸は肺が膨らんで空気が入り、肺がしぼんで空気が排出されるのですが、肺は自ら動きません。肺はそれにかかわる様々な筋肉によって「動かされ」ます。呼吸に関わる代表的な筋肉は横隔膜です。

体幹の話題でも取り上げましたが、体幹スペースの天井部分を担う横隔膜は、肺が入る胸腔という肋骨で囲まれたボックスの底部分を担っています。横隔膜が収縮すると胸腔の圧力が下がって肺が膨らみ、空気が入ってくるのです。

横隔膜以外にも肋骨と肋骨の間や首の筋肉、また背中まで広範囲にわたる僧帽筋が、吸う吐くそれぞれの動作に関わっています。いつも同じ姿勢でいると呼吸に関わる筋肉も使われない範囲は固まり、呼吸が浅くなります。

また上体が緊張していると、横隔膜があまり使われずにほかの筋肉を過剰に使って呼吸してしまうことにもつながり、これもまた呼吸が浅くなる原因になります。

日常的によい（ゆっくり深い）呼吸ができていないことが、倦怠感や肥満、呼吸器疾患、心臓病などの原因になる可能性があります。呼吸過多は結果的に健康状態の悪化や体力低下の原因につながり、運動のパフォーマンスも下げることになります。無意識に多くなってしまった呼吸は、気を付けて修正するしかありません。

ゆっくり深く、そして次に記すように鼻のみで呼吸をする時間をつくりましょう。

2 口呼吸と鼻呼吸

本来、呼吸を行う役割を担っているのは鼻です。口は食べるためと話すためにあります。でも私たちヒトは口でも呼吸ができます。これにはいろいろな説がありますが、まず、言葉を発することがあげられます。また、運動強度が高くなれば自然に口で呼吸をすることになるように、鼻では足りない機能を補う必要があったのかもしれません。

普通に生活していれば、呼吸は鼻と口の両方をうまく使い分けているということになります。それなのにあえて鼻呼吸が口呼吸がと伝えたくなるのは、鼻がうまく使えておらず、口呼吸ばかりになりがちな人が多いと感じるからです。

また感染症や花粉対策で、近年マスク着用がより一般化しているのも心配です。マスクは一定の効果があると思いますが、本来は口で呼吸すると口腔内が乾燥して嫌な感じになるのが、マスクをしていることで乾燥しにくくなり（それ自体はよいことですが）、口で呼吸をするストレスが少なくなることで癖になるかもしれないからです。

前述したように、座っているような安静時に口が開いていれば論外、歩く程度の動作でも自然に口呼吸を追加してしまうようでは、鼻をうまく活用できておらず、その機能が衰えていくことが心配です。

ちなみにマスクはどのくらいの機能があるのでしょうか。花粉は３０㎛（マイクロメートル）、飛沫は５㎛、ＰＭ２・５は２・５㎛、細菌は１㎛、ウイルスは０・１㎛の大きさです。一般的なマスクの穴は５㎛ですから、ＰＭ２・５、細菌、ウイルスはマスクを通り抜けて口腔内の粘膜層に届きやすいということがわかります。

また鼻には鼻毛と線毛、粘液によるフィルター機能がありますが、これらにより１㎛を超える粒子は通れず、肺に入ることができません。

マスクと鼻のフィルター機能は、粒子を通す観点からはさして変わらないということです。口を閉じているぶんにはマスクは必要ないと言えるかもしれません。もちろん話すときに息を吐いたり、くしゃみなどで飛沫を自ら放出しがちなときは有効と言えますが。

鼻呼吸のメリットを上げると、次のようなものがあります。
①フィルター機能
②加温・加湿

③血管拡張

フィルター機能として、まず鼻毛があります。そして鼻の中は常に粘液によって湿った状態になっていて、この粘液は常に鼻の奥に向かって動いています。その速さは毎分約1・3㎝、1日約18mで、鼻毛や粘膜に付着した花粉や黄砂、微粒子などの異物を胃に移動させて胃液によって殺菌しています。

これを知っていて意識が向けられるようになると、移動して食道に向かうゆるやかな粘膜の動きに気づくことができるでしょう。いつも鼻をかんだりすすったりすることが癖になっていると、せっかくのこの機能を十分に活用できません。

加温・加湿とは、吸い込んだ空気を体にとって適した温度と湿度に近づけるエアコンのような機能です。温度は約37度、湿度は100%に近い状態にできるそうです。鼻の穴から鼻腔まであんなに短い距離なのに？　と思ってしまいますが、鼻は構造上、鼻甲介という階層状の経路になっていて表面積は4倍になりますのでこれができるのです。

鼻呼吸をするだけで血管拡張が促されるわけは、先にも取り上げた一酸化窒素のおかげです。体の中で一酸化窒素が多く産生される場所として鼻腔があったのを覚えていますでしょうか。鼻腔に空気の振動が伝わり、一酸化窒素が産生されることで血管を拡張することができるため、鼻呼吸は血流促進を助けます。

では口呼吸のメリットは何でしょうか。口は鼻と比べて一気に多くの空気を出し入れすることができるので、激しい運動で多くの酸素が必要なときに効果的です。ただし、この空気の出し入れは肺のガス交換である「外呼吸」に効果があるのですが、口呼吸が「内呼吸」である細胞のガス交換を助けるものにはなりにくいのです。

鼻呼吸のデメリットは一気に大量の呼吸ができないことにありますが、ほかにはあまり見当たらず、口呼吸に劣るものはなさそうです。

鼻呼吸は口呼吸に比べて、血管を拡張する一酸化窒素の産生が6倍程度になると言われています。一酸化窒素により血管が拡張するので、「内呼吸」で酸素が細胞に取り込まれる割合が2割程度増えます。つまり鼻呼吸を維持できる程度の動きで同じように呼吸しているならば、鼻呼吸のほうが細胞まで酸素を届けられていることになります。

また鼻のフィルター機能や加温・加湿は、口呼吸では発揮されません。異物が混ざった空気や、冬であれば冷たく乾燥した空気がのどや肺を直撃するというわけです。となると、よっぽど激しい運動をしないのであれば鼻呼吸のみで過ごさない手はないと考えてしまうのです。

これほど鼻呼吸のみのメリットがあるのに、口呼吸が多くなってしまうきっかけはどんなものがあるでしょうか。例えば、日常的に発声すること、鼻が詰まること、スポーツ競技をしていることなどです。スポーツ競技をしていた人は、激しい練習や試合の積み重ねによって口呼吸が癖になり、じっとしているときでも口が開いてしまっているかもしれません。また歯を食いしばることによって体に余計な力が入りやすいため、それを防ぐために口をリラックスする習慣が、口呼吸につながるかもしれません。

もちろん無意識に口呼吸しているとはいえ口が大きく開いているわけではないでしょう。口元が緩んで、少し歯がのぞいている程度であり、口と鼻の両方を使って呼吸している人がほとんどです。鼻呼吸と口呼吸のメリットを利用しながら、それぞれのデメリットを補完し合っていると言えます。

3　リラックスのための呼吸

呼吸は基本的に自律神経系により無意識にコントロールされ、生まれてから死ぬまで行われる一方、意図的にも制御できることは述べました。自動的に行われる呼吸は心と体の状態によって変化するのですが、興奮したり焦ったりしているとき、つまり活動的になっているときは交感神経が優位になるため、呼吸は速く浅くなりがちです。

反対にリラックスの方向に傾いているときは副交感神経が優位になり、呼吸はゆっくり深くなります。呼吸の深さや回数などを意図的に変えて神経系を誘導させるとすると、例えば１００ｍをダッシュする前は、呼吸を速くすることで興奮を高められますし、また呼吸をゆっくり深くすることで、リラックスを手に入れることができます。

現代の日常生活は圧倒的に刺激が多く、とかく交感神経が優位になりがちです。放っておけば神経が休まらない環境になっているため、巷ではリラックスするためのグッズや方法があふれています。

その中でも一番簡単にできるのが呼吸コントロールです。普段の呼吸が1分間に12回程度とすると、これをもっとゆっくりにします。一例を次にあげます。

①楽な姿勢をとる（力を使わなければよいので、立位、座位、寝た状態どれでもよい）
②目は開けていても閉じていてもよい（閉じたほうが呼吸に集中しやすい）
③口は閉じて鼻だけで呼吸する（鼻が詰まり気味のとき、少しのあいだ待つと改善する可能性大）
④次の4パターンでやりやすいものを選ぶ（無理はしない）
「5秒で吸って5秒で吐く（1分間に6回の呼吸）」
「5秒で吸って5秒で吐いて5秒息を止める（1分間に4回の呼吸）」
「10秒で吸って10秒で吐く（1分間に3回の呼吸）」
「10秒で吸って10秒で吐いて10秒息を止める（1分間に2回の呼吸）」

息は吸うときも吐くときも一定のスピードで行います。一気に吸ってから休むなどのムラをつくらず、細く長くという感じです。時間は目を閉じても行えるように、アナログ時計の秒針の音を参考にするのをおすすめします。瞑想のためのアプリケーションもたくさんありますので、タイミングや音色が好みであればこれを使うのもおすすめです。

最初は3分くらいでよいと思いますが、慣れて面白みを感じたりしっかり時間がつくれるようであれば、10分程度行います。趣味にするのであれば止めませんが、価値を感じすぎて30分や1時間やってしまうと生きるために息をしているのか息をするために生きているのかわからなくなります。毎日の中で意識的に休憩できる時間をつくる程度で十分でしょう。

鼻だけで呼吸することもそうですが、無理のない範囲で息を止める時間をつくると、鼻の奥がパカッと広がって鼻通りがよくなる感覚がわかるかもしれません。鼻呼吸と呼吸コントロールによって一酸化窒素を多くつくることは、鼻の本来の機能を呼び覚ますことにもつながります。

無意識で行われている呼吸を意識してコントロールするわけですから慣れるまでは難しく感じますが、例えば秒針等に合わせようと集中することでほかのことを考えなくなり、呼吸そのものに意識が向けやすくなります。これが「今」に集中することによって心をリセットするマインドフルネスの基本となるのも頷けます。

4 きたえるための呼吸

呼吸には外呼吸と内呼吸があることは認識されたと思います。体を動かすためにはエネルギーをつくらねばならないわけですから、その原料となる酸素はエネルギー生成工場の細胞に届いてなんぼです。細胞に酸素を取り込む能力が高い状態になっていれば日常生活は楽になるし、スポーツ競技などの高い心肺機能を求められる場合でも効果的です。

この能力をいま以上に高めるために、きたえる方法があります。きたえるポイントはヘモグロビン量と二酸化炭素耐性にあります。血液の赤血球にあり酸素と結合して細胞まで運搬する役割を担うのがヘモグロビンです。

よくマラソン選手が高地トレーニングをするのは、このヘモグロビンを増やし、レースに向けて酸素の運搬能力を一時的に高めるためです。平地に比べ高地では酸素が少ないので外呼吸している だけできたえられますが、高地で一定期間過ごすことが大切であり平地に下りればすぐ元に戻ってしまいます。

またきたえている最中は、高地だと酸素が少ないゆえに運動そのものを頑張れないので、少し平地よりに下った地点で運動して、それ以外のほとんどの時間を高地にもどって過ごすというパターンが多いようです。

次に二酸化炭素耐性ですが、代謝によって体内に二酸化炭素がたまってもそれをあまり排出しない努力によって耐性が高まります。二酸化炭素濃度が保たれた状態では血管が拡張して血流が促進し、細胞へ酸素が取り込まれやすくなります。きたえるために最もシンプルな方法は呼吸を制限することです。酸素消費の必要量よりも呼吸量を減らすこと、または息を止めて一時的に供給しない状態にすることです。

具体的には次のようになります。

①口を閉じて鼻だけで呼吸する

②4パターンでやりやすいものを選ぶ（無理はしない）

「安静状態：10秒で吸って10秒で吐いて10秒息を止める（1分間に2回の呼吸）」

「歩きながら：5〜10歩で吸って5〜10歩で吐く」

「歩きながら：5～10歩で吸って5～10歩で吐いて5～30歩息を止める」
「走りながら：5歩で吸って5歩で吐く」
「走りながら：5歩で吸って5歩で吐いて5～30歩息を止める」

安静状態や息を止めないウォーキングはやりやすいと思いますが、歩く以上の強度で動作中に息を止めることは結構しんどいと感じるはずです。無理をしてほしくはないのですが、ある程度追い込むために行うのであれば、だれかほかの人と一緒に行いましょう。

動脈血酸素飽和度でいうと、通常１００％近くあるものが、走りながら息を止めた後、何秒か遅れてですが、数値がストンと下がります。走りながらの息止めが20歩以上できるようになると、すぐに戻るものの一時的に動脈血酸素飽和度が80％を下回ります。一瞬視界が白むこともあります。

まさに「トレーニング」という感じですが、心肺機能が求められるスポーツ競技で記録を追求したい人以外はそこまで頑張る必要はありません。ここで紹介した一例はあくまでトレーニングとしてです。しかし呼吸は少ないほうがいい、鼻呼吸のほうがいい、ということは明白ですので、普段からこのふたつを意識するだけで、生活がじわりとよくなるでしょう。

【コラム】鼻呼吸での運動のススメ

筆者は、行動体力を高める（というより衰えの進行を少しでも緩やかにしたい）ために習慣的にジョギングを取り入れています。習慣と言っても頑張りたくないし疲れたくないし、走ること以外にやりたいことがたくさんあるので、せいぜい週1回20分程度、歩行動作に毛が生えた程度のスピードを心がけています。

走るときに口呼吸を使うのはとても一般的ですし、ある強度以上（人によって違います）は口呼吸による換気なしでは難しくなりますが、記録にこだわりのない筆者は口をずっと閉じてジョギングしています。調子がよいときは前述のように、息を吐いてから少し止めることも取り入れています。細胞による内呼吸を最大限に利用しようと試みているわけです。

歩行動作に毛が生えた程度のスピードでも、このような呼吸法を行うことでつらさを感じることができるのですが、筋肉などへの負担は低く、疲れは最小限に抑えられます。つまり走るために走っているのではなく、健康づくりの運動の肝である血流促進を効果的にしたいから走っているというわけです。

また筋トレーニングをするときもジョギング同様に口を固く閉ざし、鼻呼吸だけで行います。スクワットなど大きな筋肉を使う種目をしていると息が荒くなりますが、頑張って鼻だけ呼吸するのです。筋トレーニングは踏ん張るため、しばしば「息を止めないで」「頑張るときに息を吐きながら」というアドバイスがなされます。

筋トレーニングしている典型的な姿をイメージすると、口をすぼめてフーっと息を吐いているのを想像できるでしょう。息を止めながら踏ん張ると血圧の乱高下が起こり、あまりよくないとされています。

このことから運動中に息を止めるのはよくないのだと思われがちですが、息を止めて力むのは違います。筋トレーニングの途中では息を止めずに呼吸を続けますが、鼻だけで行えばよいのです。

また息止めのときに苦しくなって体に力みが入るくらい我慢するのは健康づくりの範疇を超えてやりすぎということです。

鼻呼吸のみで運動すると、内呼吸が促進され血流も増加します。運動中も口が渇かず、必要以上の水分を摂りたいと思いませんし、口を常に閉じているさまは見た目に余裕が感じられるのでおすすめです。

ただし、鼻呼吸のみで口を閉ざしていますので、仲間と一緒にワイワイ体を動かすときは不向きです。こういうときは他人と会話することのメリットを優先すべきでしょう。

となると、鼻呼吸オンリーで運動するときは話し相手がいないシチュエーションがおすすめです。だれかと一緒に行う運動もしている人は、使い分けたほうがよいかもしれません。鼻呼吸オンリーを心がけているのに、話しかけられれば返答せざるを得ないですからね。

また、冬の季節に屋外でジョギングなどの有酸素的運動をする場合、外気温と体温の差が大きいからか、鼻呼吸オンリーだと鼻水が出やすくなります。鼻水をだらだら垂らしながら走り続ける姿は、あまり見られたくないですね。

温度調節で鼻の機能を酷使しないように、フェイスガードなどを着用するとよいかもしれません。

9　おわりに

1　来歴

筆者は大学で体育系の学部を修了しています。一般的に考えると体育学部はスポーツをやっていて、それが得意な人が志望して学を修めるところですが、在学中はいわゆるスポーツ競技を続けませんでした。

小さいころからとにかく動くことが大好きだったようです。体育の授業はもちろん好きでしたし、小学校の頃は登校前や休み時間、下校時も何かしらグラウンドや体育館で体を動かしていました。田舎でしたから人も多くなく、自分は体育が好きで人よりも得意なほうだと自認していました。

実際は40名くらいのクラスで上位5名に入っていた程度です。中学校以降は部活動として陸上競技を選択し、県大会で決勝に残るくらい。当然ですが高校、大学と進むにつれて世界が広がります。上には上がいるものです。高校の時点でこれに気づきました。さらに後になって気づいたのですが、どうやらスポーツが好きというより体を動かして遊ぶのが好きだったようです。今でいう多動気味だったのだと思いますし、自分でない誰かがスポーツをしているのを観るというスポーツ観戦に大きな興味を抱けないのもそれを裏付けている気がします。それでも体育学部に進学したのはなぜか。

中学生のころには、森永スポーツ&フィットネスリサーチセンターが監修したトレーニングの総合的なガイドブックである「ウイダートレーニングバイブル」を親に購入してもらい、何度も読みました。ああ、こうやってトレーニングするんだな、というのが、まだ柔らかい頭に刻み込まれていきます。

中学生のうちからプロテインを飲み、地域の体育館や学校のグラウンドの片隅でダンベルやバーベルを使ったトレーニングを1人で行っていました。まだ狭い世界で生きている幸せな時期です。部活に顧問の先生はいたものの、練習にはいっさい顔を出さずに、決まったメニューを強要されることもなく完全な放任状態。

先輩からの練習メニュー伝授以外は、本や雑誌の情報がすべてで必死に調べたものです。これが以後のトレーニングや健康づくりを自分で考えるきっかけとなったので、今となっては筆者にとってよい環境だったのだと思います。ヒトのからだってすごいなと、このころから感じていて、神秘的・アート的という感覚が近かったように思います。

体の中まで実際に見たり触れたりすることができる医師になれたらと漠然と考えていましたが、筆者の偏差値では大学医学部を受験するレベルではなかったので、他に体を深く知る方法はないかと考えた末に体育学部を選ぶことになったのです。体育学部は全国でもトップクラスのスポーツ優等生が行くところというイメージは今もあると思います。実際にそうでしょう。

筆者は到底トップ層ではないですし、それ故にスポーツでなにかしらの成績をおさめようなどとは、毛頭考えていませんでした。とにかく勉強を頑張って、体のことをよく知りたいほうが勝っていました。また高校時代のある体育教師から受けた影響はかなりあるのではないかと思います。

当時すでに、校長先生よりも年上だったかもしれません。どんな信念があったかいまとなってはわかりませんが、教職界で出世より一教師であることを選んだ人だったと認識しています。1年生の時の体育はそのほとんどの時間が説教です。この説教とは、考え方や体の知識を教えられるものでありだんだんと引き込まれていきます。多くのクラスメイトはつまらないと思っていたでしょう。そして最後の10分間ほど、体力づくりと称して、自重のトレーニングをさせられるのです。たった10分ほどですが、十分に動いた感覚や疲労感がありました。

さて、大学に何とか合格した後は、勉強一色になるはずでしたが、体を動かすことが好きな癖が出てしまい、一年間だけ、体育会系のスピードスケート部に所属しました。恵まれていたなと思うのは、部員のほとんどが体育学部でなかったこと、コーチはショートトラックで世界選手権を制した成績を持ちつつ大変理知的で、当時最新の科学的なトレーニング方法を体験できたところです。

1年しか続けなかったのは、同時に所属していた文化系の音楽サークルのほうが楽しかったからです。音楽は筆者にとって欠かせないのはもちろんなのですが、サークルメンバーは様々な学部から参加しており、話すだけで面白い。筆者よりもはるかに頭がよくウィットに富んだ人たちと過ごすことが楽しかったのです。大学2年目からは、音楽を聴いたりバンドで遊んだりが面白く、こればかりだったような気がします。

体育学部は前述の通り、真剣にスポーツ競技をする人が大半です。授業よりも部活をメインに考えている人が多いのです。授業は寝て部活までの体力を温存する人も多くみられました。そうなると話が合いませんし、逆に筆者が「部活も入らずにちゃらちゃらしている」と異端児扱いされます。

異端児を楽しんでいたのですが、このような体育学部の中にも研究することに高い意識をもった人がいます。これはとてもうれしいことで、一緒に授業を受けて様々なことを学び、研究室でも切磋琢磨しました。この仲間は現在、研究職や教授として活躍しています。そう考えると筆者は何をやっても中途半端だなと自嘲気味になりますが。

学部の授業においても、素晴らしい気づきがありました。バドミントンの授業では、「体の仕組みや動かし方はまさにアートであり、理系でも文系でもなく、それらを融合しないと到達できないより高次のものだ」という解釈に感銘を受けました。

総合大学は他の学部があるため、体育学部所属をコンプレックスに感じていた自分が、この考え方に勇気づけられたことを覚えています。同時に、ヒトの体を学ぶことは、様々な切り口から考えることが求められるというレベルの高さを感じるわけですが。

この頃は色々なアルバイトをしましたが、継続して最後までしていたのが、飲食店の皿洗いと財団法人のフィットネス施設でのものでした。４年生になっても就職活動をしておらず、甘えた考えの中でとりあえず大学院に行かせてもらいました。それでも将来何をするかなんて真剣に考えなかったツケが回ってきます。

友人も次々卒業していきます。さあどうしよう。趣味のギターにかかわることができないかと考え、クラフトショップに電話したこともあります。給料は出せないけれど修行したければどうぞ、と言われてあきらめました。その程度の「好き」だったのでしょう。

結局、体のことを知りたいという一番の「好き」を思い出し、アルバイトをしていて身近だったフィットネス業界に進みました。

採用面接では、将来はトレーナーではなくマネジメントや経営に関わりたい、という風に言った記憶があります。いま思うと、その何たるかもわかっていないし、当時は業界に魅力を感じていたもののトレーナーという職業では「将来はない」と思っていたのです。それでも拾ってくれる企業があり、20年間ほどお世話になることができました。

フィットネスクラブに通う人は、健康や体を変えるという目的に対して、初めの（あるいは何度目かの）一歩を踏み出せるわけです。つまり前向きですので筆者のようなトレーナーのアドバイスも聞いてくれますし、その通り運動してくださることがほとんどです。しかし民間のフィットネス施設を利用する人は日本では1割未満。

筆者はこの数値が上がろうが下がろうが、もはや気になりません。確かにこの数値が上がれば健康な人が増える可能性がありますが、あくまで業界の発展につながるかどうかの指標であると思うようになりました。しかし、健康づくりの1つの手段として、お金を払ってサービスを受けることを選択するのはよいことだと思います。フィットネスに関しては、お金を払うことで目的を達成しやすいようですので。

フィットネスクラブ勤務２０年目に、名古屋や横浜の営業店で従事しながら、エンターテインメントと健康づくりを両立できるサービスの開発・発掘を常に探っていました。後半は低酸素環境での運動を提供するサービス開発も経験しましたが、反応してくれるのはアスリートやフィットネス経験者など健康リテラシーがすでにあってアンテナが高い人ばかりで、すべての人の健康づくりに貢献できるようなサービスに発展させられません。相変わらずプライベートで付き合う友人の多くは健康づくりの行動をしていない人がほとんどなのです。

このころから筆者の中で健康づくりの普及とビジネス化とのズレが修正できなくなってきました。情けないことに考えて試せば試すほど、民間フィットネスだけではうまくイメージできないのです。官民共同で行うにしても民間側の立場はそこで収益を求めざるを得ません。筆者にはこの辺のバランス感覚がないのでしょうね。

でも多くの人の健康リテラシーが高まってほしい、自分で考えて行動できるようになってほしいという思いは依然としてあります。であれば社会貢献を目的とした器を自分でつくり、趣味として活動しようとなりました。それが一般社団法人鼻呼吸協会の設立につながります。

２　私のルーティン

具体的な運動内容を記すことは、筆者でない他の人が盲目的に同じことをしてしまう可能性があるためできれば避けたいと思いつつも、事例としてはこの程度で十分なんだということも示したい。ということで筆者の健康づくり行動をここに紹介します。筆者は現在50歳代ですので、加齢も考えながら自分のフィットネスに対しての試行錯誤は止まりません。今はこれがフィットしているだけですので、参考程度にしていただけると幸いです。

①運動の総量

1日の1％を「あえての運動」時間とする：1週間単位で総量を考えていますので、1週間は10080分ですから、この1％は約100分となります。筆者の場合、1週間のうちあえての運動は100分以内に収めることで、疲労が先行しないことがわかりました。これがわかるまで何度ギックリ腰や小さな肉離れ、筋膜損傷を繰り返したかわかりません。例えば毎日5～10分の運動と週1回の20分のジョギング、週1回の30分程度の散歩をすれば、100分に達しますということです。

②常に鼻呼吸

話すときと食事のとき以外は口を開けずに、鼻だけで呼吸する。運動しているときも鼻呼吸のみ。口での呼吸が必要になるような運動は自分から行わず、鼻呼吸ができる運動を体の負担超過とならない強度や時間の判断基準とする。

③1日5分程度の筋刺激

プランク（うつぶせになり、肘とつま先で地面を支えて床から体を浮かせた姿勢を5分間維持）

とサイドプランク（横向きに寝た状態から片肘と片つま先で地面を支えて腰を浮かせた姿勢を片側2・5分ずつ維持）を隔日で交互に行う。

④60回の筋刺激

自体重のスクワット60回、腕立て伏せ60回を1週間のうちで1回ずつ行う。

⑤ジョギングまたは散歩による血流促進

ジョギングは20分程度。ウエアラブルセンサーなどを一切身につけず気ままに行う。3キロ程度。もちろん終始鼻呼吸で行い、調子がよければ息止めも追加。散歩は読書しながら30分程度。歩くことよりも立ってぶらぶらしていればよいという程度。それぞれ最大週1回とする。

⑥その他の日常的な体を動かす行動

肩関節・股関節の回旋：固まっていると感じたときに前後1分行う。
寝る前のストレッチ：体幹の捻転と屈曲伸展。1分以内。
弓道：協調性重視の筋刺激と心のリセット、コミュニティ醸成を目的とした趣味として。

⑦食事

昼食を（ゆでたまごと小さいおにぎり1個など）かなり少なめにすることで、体重維持が可能。

ＰＦＣバランスで糖質の摂りすぎ、たんぱく質の摂らなさすぎに注意。

⑧睡眠

８時間の睡眠を確保（おそらく7時間４５分くらいが筆者の適性）

カフェインなどの刺激物は17時まで。

夕食は20時までに摂る。

【コラム】鼻かまない記念日

鼻水が出てくることは生理現象です。アレルギーに対する反応、感染症に罹患しているときのウイルス排出反応、冷たい空気を吸い込んだり、辛い物を食べたりしたときの刺激に対する反応などです。

しかし、鼻をかむのは、私たちの意思です。鼻が詰まったり、鼻水が出てきそうなときにスッキリさせたくて、かみたい欲求が生まれるのでしょう。

筆者はこの欲求をぐっとこらえ、鼻をかまないでいられるかを検証しました。もちろん鼻水が出たときはぬぐいますが、先に述べた鼻粘膜の機能をしっかり生かすと考えたときに、自ら逆流させる行為は不要ではないかと考えたのがきっかけです。

これまで一番鼻をかんでいたのが、朝起きたときでした。口にテープを貼り就寝中の口呼吸が物理的にできないようにしてから、目が覚めた時に鼻が詰まっていることがほとんどなくなりました。鼻は呼吸によって使われていれば開通状態を保てます。鼻が詰まっているのは鼻がうまく機能していない側面があると仮定したのです。結果、鼻をかまないで1か月過ごすことができて、無事に私的な「鼻かまない記念日」を迎えることができたのです。

毎日2回鼻をかんでいたとすると、鼻呼吸の促進により鼻をかまないことは鼻の機能を十分に生かしただけでなく、ティッシュの使用削減になると、自己満足でほくそえむのです。今では無理にかむのを我慢していませんが、鼻をかみたくなるに至った原因をつぶすことに頭を使うようになりました。

3　鼻呼吸協会

2023年7月、一般社団法人鼻呼吸協会を設立しました。名称の通り鼻呼吸や鼻呼吸のみでの運動に関する活動を目的としています。体を動かしたり運動しなくても生きられますが、しないと元気に生き続けられる確率が低下します。でも私たちの多くは「わかっているけど」という感じで、楽をしたい本能に正直に生きています。

筆者は年齢を重ねても好きなものを食べていたい、体に痛いところがあるのは嫌だ、薬を飲みたくないなどの思いがあり、そのために自ら行動して、求められれば周囲にもすすめています。でも運動がつらいというイメージがある以上、健康づくりの行動を継続できる人は一定の割合にとどまってしまうと危惧しています。

そこで100％の人がしている呼吸を深掘りして、健康づくりに役立てられる考え方や方法を発信していけたらと考えたわけです。

協会は事業法人とはいえ、ウエブ上での発信のみを主としていてそれ以外の事業はあまり行っていません。発信を目にしてくださった人が小さな「へえー」を積み重ね、いつの間にか健康行動できている日常に変わることを夢見ています。

【事業内容】
ウエブ等での情報発信
鼻呼吸や健康づくりに関する講演・セミナー・エクササイズセッション
鼻呼吸や健康づくりに関するパーソナルセッション
HP：https://nbe.amebaownd.com/

4　考えよう、判断しよう、行動しよう

繰り返しになりますが、本書は具体的に何をやればよいかという参考書のような内容提示ではなく、フィットネスに関する考え方の原理原則が見えてくるほうが自分で考えて判断して行動できるようになり、結果として効率的・効果的で自己満足度の高い状態を実現できると考えています。健康づくりの行動、何かやっていますか？　こう問われたときに、たとえ小さなことでもよいので行動を続けていて、自信をもってイエスと答えてほしいのです。

アラン・ジェイ・ラーナー／バートン・レイン作詞作曲「Too Late Now」を聴きながらこの本を書き終えようとしています。演奏をまねて自分でもギターで弾いてみるのですが、プロミュージシャンとの果てしない差を感じるばかり。音楽を奏でることは好きだけれど、聴いているほうが幸せだなと思ってしまう瞬間で、演奏しては自分に嫌気がさしてプロの演奏を聴いて満足する、この繰り返しです。

ギターは管楽器のように自分の息を吹き込むことはしませんが、呼吸が大いに関係します。ミュージシャンの演奏を間近で見ていると、その多くはフレーズを弾くときに心の中でメロディを歌っているのが伝わります。その歌が声として聞き漏れてくることもあります。よいフレーズを弾く人は息が長いとも言われています。

筆者のもう1つの趣味である弓道も、練習を重ねていけば呼吸を指摘されます。自然な呼吸の中

に弓を引き終わるまでの動作を重ねるのです。ギターも弓道も、焦っているときやうまくいかないときは口が開いてしまうことが多いです。動きを練習してから呼吸を意識するだけでなく、呼吸を意識してから動きを合わせるのもよいなと考えています。

呼吸するときは呼吸筋を使うと述べましたが、呼吸して生きているだけで心臓と内臓以外の筋肉が使われていてその多くが体幹に集中しているわけですから、嫌でもその他の動作に影響を与えるということです。呼吸法を意識して行うことも立派な運動です。

このように健康づくりに観点を置いて日常をチェックすれば、行動を始める小さなヒントがたくさん転がっています。考えて、判断して、行動していただけることを願っています。

健康づくりに「Too Late Now」はありません。今からでも一歩を踏み出しましょう。

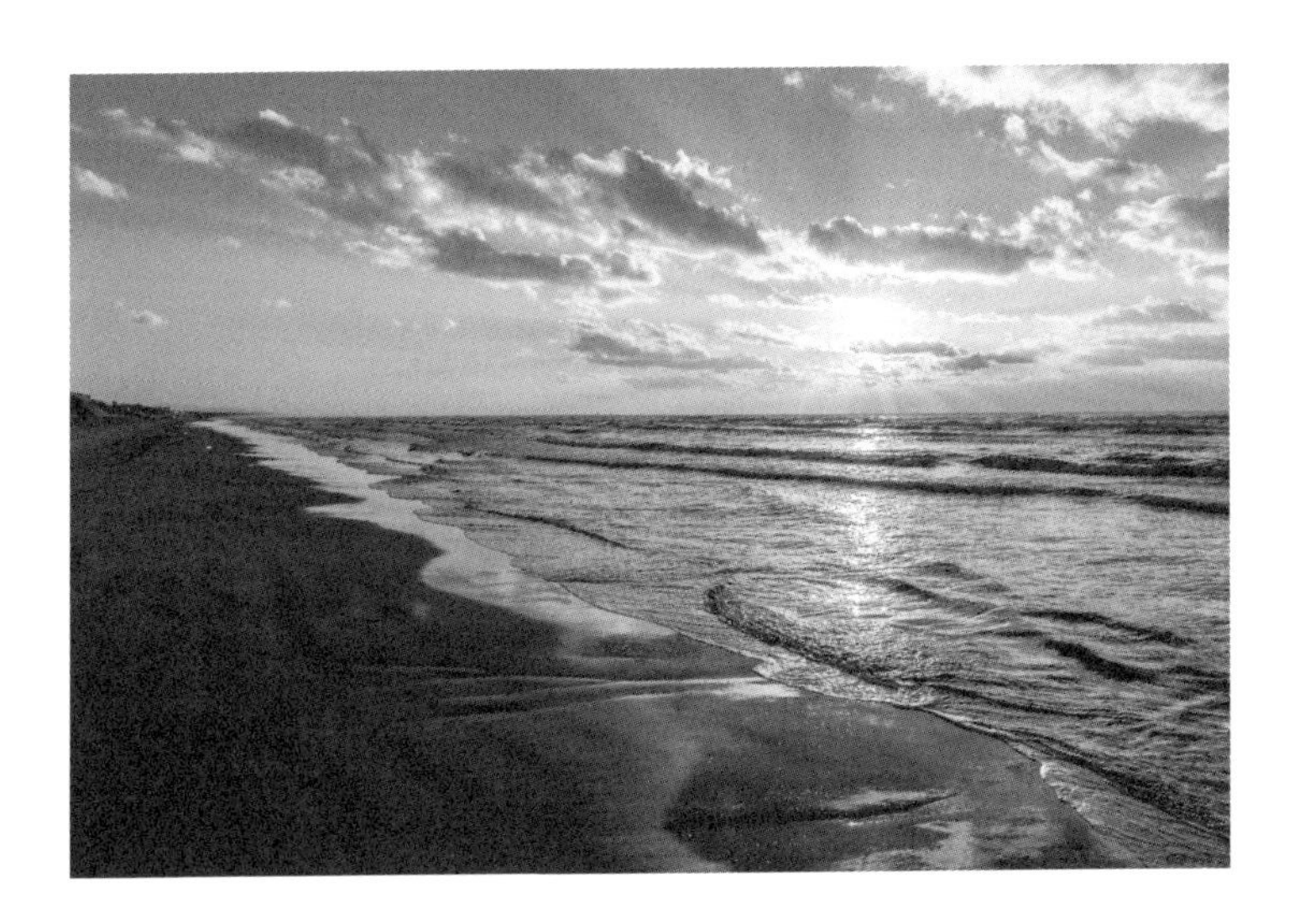

著者略歴

谷内　直人（やち　なおと）

石川県出身
筑波大学体育専門学群卒業、筑波大学大学院体育科学系中退。
一般社団法人鼻呼吸協会代表理事
健康運動指導士
アメリカスポーツ医学会（ACSM）C-EP
睡眠健康指導士上級

写真撮影：迎　崇（むかい　たかし）
迎写真事ム所代表　https://www.takashimukai.com/profile

写真撮影場所：石川県内

フィットネス・マインドセット
～健康と幸せのための考え方～

2024年７月30日　初版発行

著　者　谷内　直人　© Naoto Yachi
発行人　森　　忠順
発行所　株式会社 セルバ出版
〒 113-0034
東京都文京区湯島１丁目12番６号 高関ビル５B
☎ 03（5812）1178　　FAX 03（5812）1188
http://www.seluba.co.jp/
発　売　株式会社 三省堂書店／創英社
〒 101-0051
東京都千代田区神田神保町１丁目１番地
☎ 03（3291）2295　　FAX 03（3292）7687

印刷・製本　株式会社丸井工文社

Printed in JAPAN
ISBN978-4-86367-908-5